高齡長輩的抗衰防跌全書

于普林、王淑君 / 著

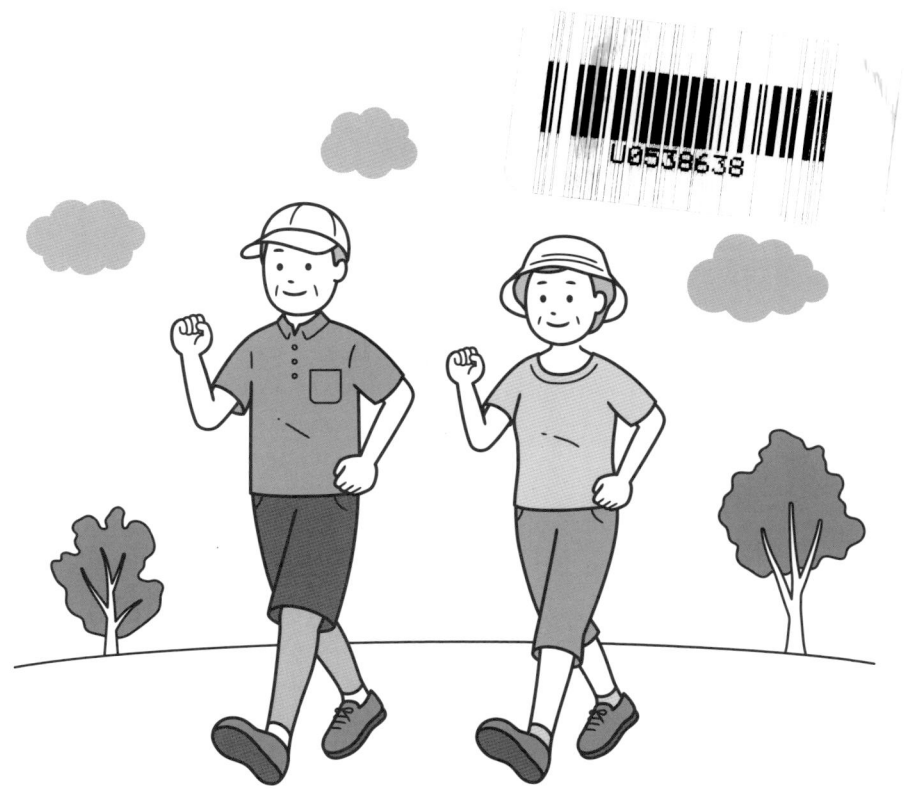

推薦序

不要讓「跌倒」，
成為老後生活的阻礙

　　「健康」是衡量晚年生活是否幸福的重要指標。為了提升長者的健康水準、延長健康壽命，推動「健康老化」的理念，已成為高齡社會的重點方向，而健康教育正是實現這個目標的一大關鍵。

　　近十年來，隨著高齡化的加劇，越來越多國家積極推廣樂齡健康教育，引導大家在日常生活中如何更關注自身狀態，或者調整行為模式。期望透過健康意識的崛起，打造遠離疾病、延緩老化的重要力量。

　　根據統計，跌倒是 65 歲以上長者意外傷亡的首要原因。年齡越大，跌倒的風險也越高。可以說是影響老後生活品質的一大隱形殺手，除了帶來身體上的傷害，也可能造成心理陰影與沉重的家庭照護負擔。不過，多數長者的跌倒，其實是可以預防與控制的。

　　生活中潛藏的跌倒風險很多，從居家環境到身體狀況、用藥習慣，主動採取預防措施，有助於降低跌倒的可能，也減輕後續的傷害與不便。高齡朋友們更應該主動學

習防跌知識，並將其落實到日常生活中，成為自己健康的第一守門人。唯有培養良好的生活方式，積極預防風險，才能真正守住健康、享受自在的晚年生活。

我很高興看到《高齡長輩的抗衰防跌全書》正式出版。這是一本兼具實用性與易讀性的健康科普書，不僅為長者提供預防跌倒的建議，也為邁向高齡社會的我們，帶來更多希望與行動方向。

全書以清楚易懂的文字與貼近日常的語言，結合大量圖片，不僅深入淺出地說明跌倒的成因與危害，還從營養補充、運動訓練、慢性病預防、環境改善到心理調適等多個層面，提出全面又實用的建議。非常適合每一位重視健康的中老年人閱讀、學習與實踐。

中國科學院院士 陳可冀

前言

超高齡時代來臨，
從「防跌倒」開始守護健康

　　隨著生育率逐漸降低，越來越多國家已邁入「超高齡社會」。因此，隨著高齡人口快速增加，長者的健康與安全問題也越受重視，尤其是跌倒，現今已成為65歲以上長者意外傷害致死的首要原因。

　　但儘管如此，高齡者跌倒的嚴重性仍然常被忽視。根據統計，每6位長者中就有1人曾經跌倒；到了80歲以上，幾乎有一半的人曾有跌倒經驗。跌倒不只會造成身體傷害，還可能導致長期臥床、生活自理能力喪失，甚至死亡。同時，也可能帶來醫療照護上的龐大經濟壓力。

　　不過，跌倒是可以預防的。老年人跌倒，多半與身體功能衰退、疾病、藥物有關，也往往是多種因素的同時影響。換句話說，只要知道風險在哪，就能針採取具體對策，大幅降低跌倒發生機率，並減輕傷害的嚴重性。

　　本書從實際生活出發，整理出多項長者防跌的要點，包括：補充營養、提升平衡力、正確穿著鞋襪、保持良好心態、改善居家環境、使用適當輔具等，全方位協助讀者強化行動能力、遠離跌倒風險。願每位長者都能夠重視自身健康，主動積極預防跌倒，平穩、安心地走過每一天。

目　次

【推薦序】不要讓「跌倒」，成為老後生活的阻礙 …………… 002
【前言】超高齡時代來臨，從「防跌倒」開始守護健康 ……… 004

Part 1　測一測，你的跌倒風險有多高？

- 01　你是容易跌倒的族群嗎？………………………… 008
- 02　跌倒風險的分級測驗…………………………… 009
- 03　平衡能力的自我檢測…………………………… 012

Part 2　為什麼年紀越大，越要小心跌倒？

- 01　高齡者跌倒不是小事…………………………… 024
- 02　老化與跌倒息息相關…………………………… 029
- 03　哪些疾病容易造成跌倒？……………………… 033
- 04　從用藥習慣判斷跌倒風險……………………… 040
- 05　不可漠視的高齡者心理問題…………………… 043
- 06　容易造成跌倒的環境因素……………………… 044

Part 3　抗衰防跌這樣吃！強化體能的日常飲食

- 01　給足身體需要的營養…………………………… 048
- 02　聰明料理，安心進食…………………………… 052
- 03　補充足夠的蛋白質、鈣質與維生素 D ………… 055
- 04　自煮生活，享受吃的樂趣……………………… 058

Part 4　抗衰防跌這樣動！提升活力的安全運動

- 01　多動多健康，打造高品質老後生活 ………………… 066
- 02　抗衰防跌，先從「動起來」開始 …………………… 068
- 03　最適合高齡長輩的運動類型 ………………………… 070
- 04　缺一不可的「全效運動」 …………………………… 073
- 05　提高安全性的運動注意事項 ………………………… 082
- 06　增加平衡能力的居家動作 …………………………… 084

Part 5　打造安全環境！預防跌倒的關鍵提醒

- 01　防跌倒，鞋子要選好 ………………………………… 088
- 02　打造安心的「防跌環境」 …………………………… 092
- 03　培養安全的「防跌習慣」 …………………………… 100
- 04　善用輔具，增加健康活動力！ ……………………… 105
- 05　正確用藥，降低意外跌倒風險 ……………………… 115
- 06　寬心看待「老化」，保持正向心態 ………………… 117
- 07　加強健康教育，提高防跌倒的意識 ………………… 119

Part 6　跌倒了怎麼辦？減少傷害的對應措施

- 01　跌倒後安全起身的方法 ……………………………… 132
- 02　跌倒後無法起身，怎麼辦？ ………………………… 135
- 03　遇到高齡長輩跌倒，應該怎麼辦？ ………………… 136
- 04　跌倒後受傷的緊急處理方法 ………………………… 139
- 05　跌倒傷癒後，如何安全恢復活動能力 ……………… 142

PART 1

測一測，
你的跌倒風險有多高？

你知道嗎？在我們的生活中，
跌倒已經成為威脅老後健康的嚴重問題，
根據統計，65 歲以上的族群，每 6 人就有 1 人曾經跌倒。
在本章節中，將會帶你評估自己的跌倒風險，
同時避開容易導致跌倒的原因，將有助於降低跌倒的可能，
即便真的跌倒，也能減輕受到傷害的程度。

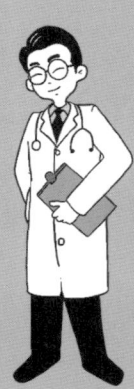

掃 QR code 聽書

你是容易跌倒的族群嗎？

除了家中的長輩，所有進入中高齡的人，都應該了解自己的跌倒風險。在接下來幾篇中，將帶大家在家進行簡單的自我檢測。

CHECK

☐ 1 ▶ 過去一年曾經跌倒過？

☐ 2 ▶ 感覺自己走路或站立時不穩？

☐ 3 ▶ 非常擔心自己會跌倒？

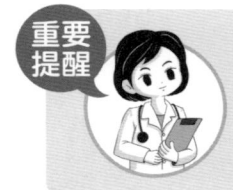

只要有一項打勾，就表示你有跌倒的風險，建議盡早去醫院掛「老年醫學科」或「骨科」、「復健科」，向專業醫師進行諮詢。

02 跌倒風險的分級測驗

　　接下來要做一個檢測跌倒風險的分級測驗。請勾選符合自己狀況的選項後,將後面的分數加總起來(若不符合就不用勾選,計為 0 分),等所有題目都做完後,再依照總計的分數,來評估目前的跌倒風險處於哪一個等級。

跌倒史
☐ 有跌倒經驗【2 分】
☐ 曾經因跌倒住院【3 分】

運動
☐ 步態異常【3 分】
　(指步態不同於常人,例如小碎步、搖擺不穩、僵直用力等)
☐ 穿戴義肢【3 分】
☐ 行走需要輔具協助【3 分】
☐ 行走需要旁人協助【3 分】

自控能力
- ☐ 大便／小便失禁【1分】
- ☐ 大便／小便頻率增加【1分】
- ☐ 裝有導尿管【1分】

睡眠狀況
- ☐ 淺眠、容易醒來【1分】
- ☐ 失眠、睡不著【1分】
- ☐ 會夢遊【1分】

精神不穩定
- ☐ 譫妄（躁動，或出現幻覺、幻聽等情況）【3分】
- ☐ 患有阿茲海默症【3分】
- ☐ 過於興奮／行為異常【2分】
- ☐ 意識恍惚【3分】

感覺障礙
- ☐ 視覺受損【1分】
- ☐ 聽覺受損【1分】
- ☐ 失語症【1分】
  （指無法理解他人言語，但具說話能力，或者具有理解能力，但無法說話。）
- ☐ 其他情況【1分】
  （例如肢體麻痺疼痛，或走路時像踩在棉花上、步伐沉重等。）

用藥狀態

- ☐ 第一次接觸新藥物【1分】
- ☐ 服用心血管藥物【1分】
- ☐ 服用降血壓藥【1分】
- ☐ 服用鎮靜、安眠藥【1分】
- ☐ 正在進行戒酒或戒藥物的治療【1分】
- ☐ 服用糖尿病藥物【1分】
- ☐ 服用抗癲癇藥【1分】
- ☐ 服用麻醉止痛藥【1分】
- ☐ 其他【1分】

相關疾病史

- ☐ 神經系統疾病【1分】
- ☐ 骨質疏鬆症【1分】
- ☐ 曾經骨折【1分】
- ☐ 罹患低血壓【1分】
- ☐ 藥物或酒精成癮【1分】
- ☐ 血氧低【1分】
- ☐ 年齡超過80歲【3分】

總分

跌倒風險等級

1～2分為低危險 | 3～9分為中危險 | 10分以上為高危險

>>> 中～高危險族群,要積極做好預防跌倒的準備 <<<

03 平衡能力的自我檢測

　　以下的檢測項目，可以用來評估高齡者的平衡能力，更了解跌倒風險。平衡能力測試分成三個階段：靜態平衡能力、姿勢控制能力和動態平衡能力。將三個階段的題目全部做完後，把得分全部相加起來，再根據總分來判斷平衡能力的好壞。

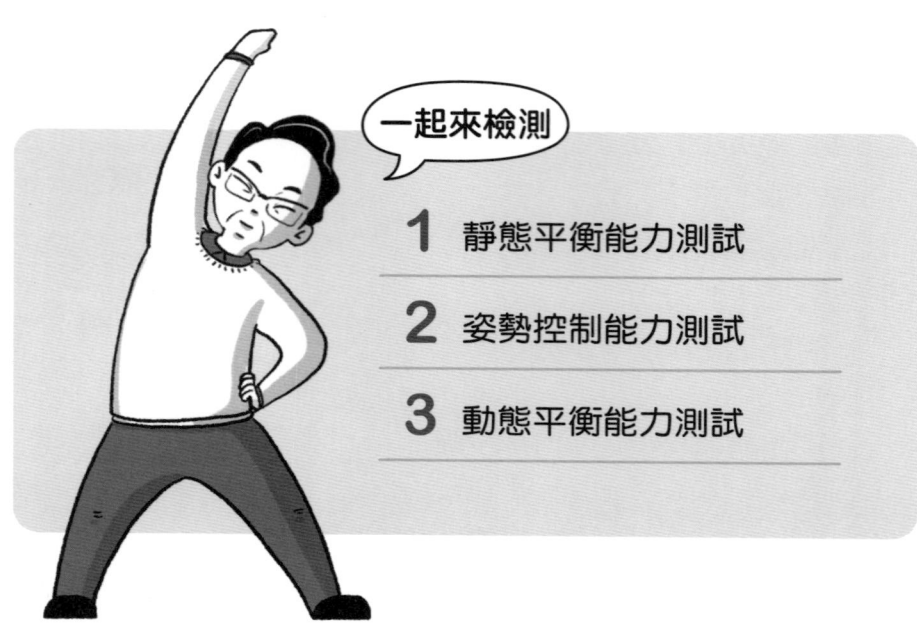

一起來檢測

1　靜態平衡能力測試

2　姿勢控制能力測試

3　動態平衡能力測試

靜態平衡能力測試

靜態平衡能力測試包括四個動作。測試者原地站立，按照指示做動作，並盡可能維持不動，最後再根據每個動作能夠維持的時間計算分數。

❶ 雙腳併攏站立

雙腳站在同一線上並列靠攏站立，雙手自然下垂，保持姿勢盡可能超過 10 秒鐘。

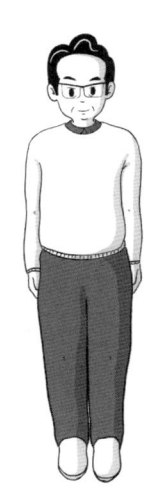

- **0 分** ▶ ≧ 10 秒
- **1 分** ▶ 5～9 秒
- **2 分** ▶ 0～4 秒

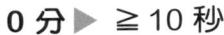

❷ 雙腳前後位站立

雙腳一前一後站立，前腳的後跟緊貼後腳的腳尖，雙手自然下垂，保持姿勢盡可能超過 10 秒鐘。

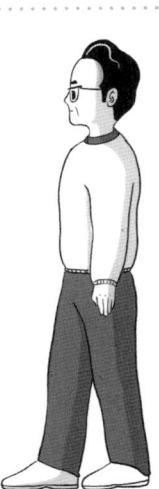

- **0 分** ▶ ≧ 10 秒
- **1 分** ▶ 5～9 秒
- **2 分** ▶ 0～4 秒

❸ 閉眼雙腳併攏站立

閉上雙眼,雙腳水平併攏站立,雙手自然下垂,保持姿勢盡可能超過 10 秒鐘。

- **0 分** ▶ ≧ 10 秒
- **1 分** ▶ 5～9 秒
- **2 分** ▶ 0～4 秒

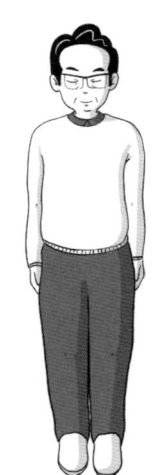

❹ 張眼單腿站立

雙手叉腰,單腿站立,抬起腳離地 5 公分以上,保持姿勢盡可能超過 10 秒鐘。

- **0 分** ▶ ≧ 10 秒
- **1 分** ▶ 5～9 秒
- **2 分** ▶ 0～4 秒

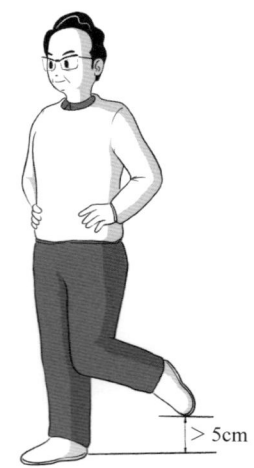

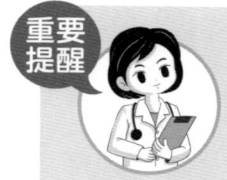

在做閉眼的動作時,必須確保周圍環境的安全,建議旁邊有人陪同,以免不慎跌倒。

姿勢控制能力測試

姿勢控制能力測試包括四個動作。請依照指示完成動作後，依據每個動作的完成狀況來評分。

① 從站立到坐下

選擇一把帶扶手的椅子，站在椅子前面，彎曲膝蓋和大腿，輕輕坐下。

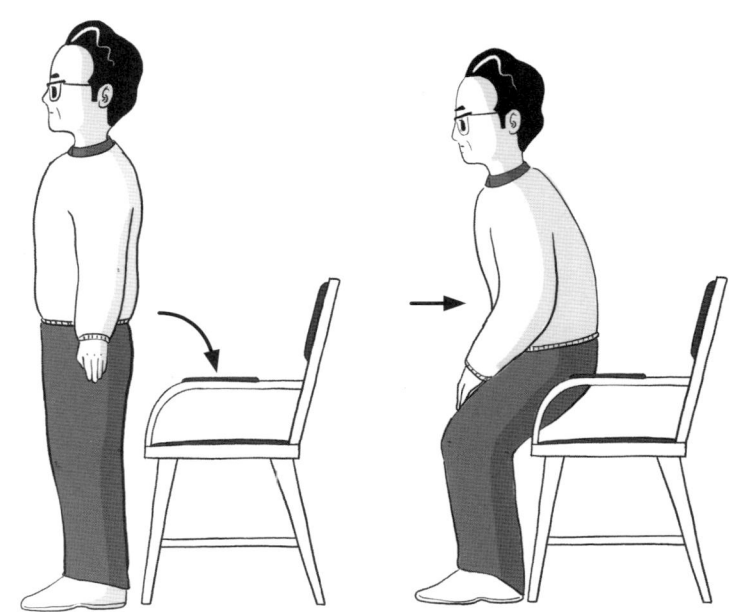

- **0 分** ▶ 能夠輕鬆坐下而不需要扶手
- **1 分** ▶ 能夠自己坐下，但略感吃力，需嘗試數次或扶住扶手才能完成
- **2 分** ▶ 不能獨立完成動作

❷ 由坐姿到站立

選擇帶扶手的椅子,坐在椅子上,靠腿部力量站起。

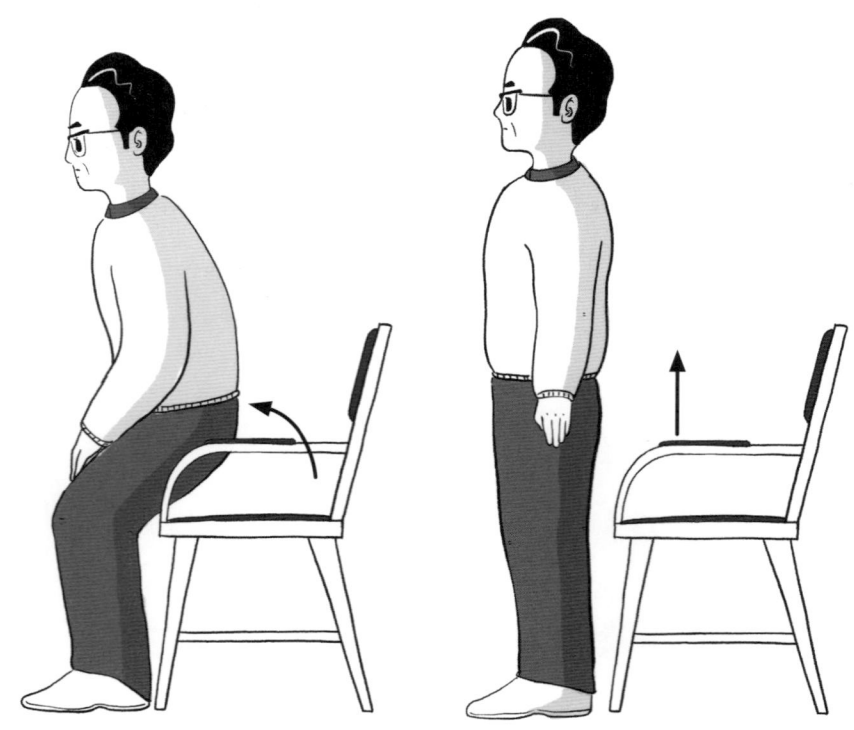

0 分 ▶ 能夠輕鬆起立而不需要扶手

1 分 ▶ 能夠自己起立,但略感吃力,需嘗試數次或攙扶物品才能完成

2 分 ▶ 不能獨立完成動作

❸ 由站立到蹲下

站在椅子旁,雙腳平行分開站立,與肩同寬,彎曲膝蓋下蹲。

- **0 分** ▶ 能夠輕鬆蹲下而不需要借助外力
- **1 分** ▶ 能夠自己蹲下,但略感吃力,需嘗試數次或攙扶物品才能完成
- **2 分** ▶ 不能獨立完成動作

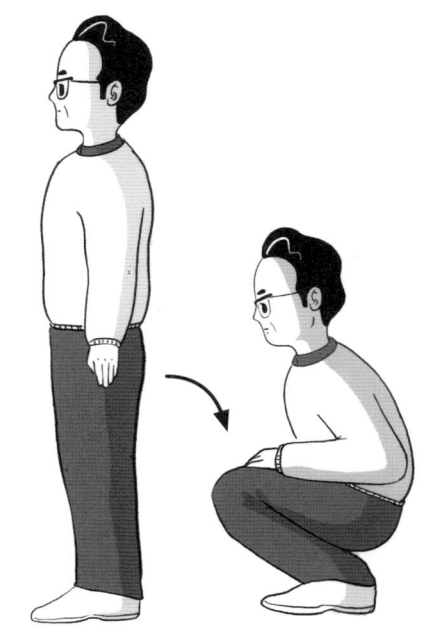

❹ 由蹲姿到站立

由下蹲的姿勢開始,靠腿部力量站起。

- **0 分** ▶ 能夠輕鬆起立而不需要借助外力
- **1 分** ▶ 能夠自己起立,但略感吃力,需嘗試數次或攙扶物品才能完成
- **2 分** ▶ 不能獨立完成動作

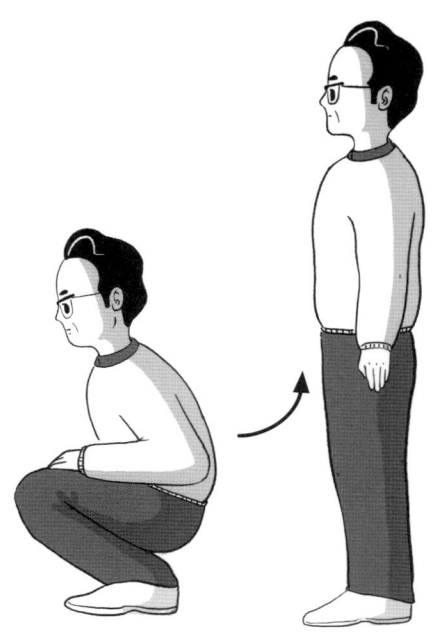

動態平衡能力測試

　　設定一個起點,往前直線行走十步左右,轉身再走回到起點,請依照指示完成動作後,依據每個動作的完成狀況來評分。動態平衡能力測試共有八項評估指標。

❶ 起步

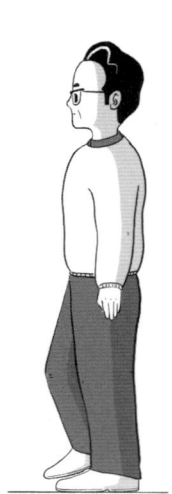

- **0 分** ▶ 起步不猶豫、立即跨步出發
- **1 分** ▶ 需要想一想或嘗試幾次才能前進

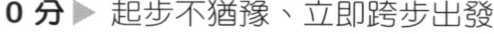

❷ 抬高走路

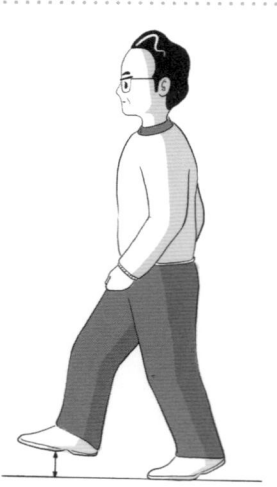

- **0 分** ▶ 腳確實抬離地面,走路腳不拖地
- **1 分** ▶ 腳拖在地面上走路

❸ 步長

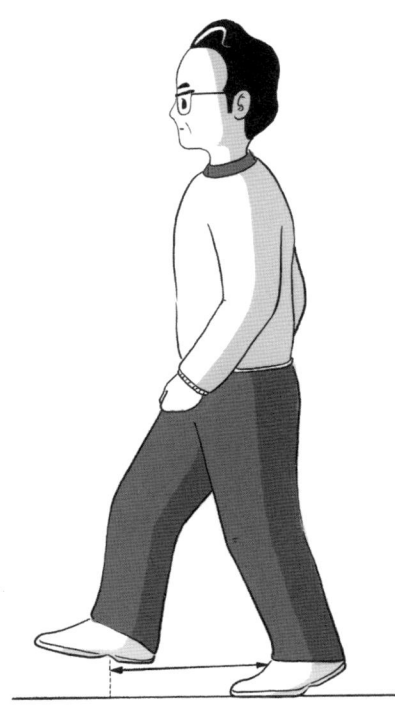

- **0 分** ▶ 跨出步伐後，兩腳間距至少一個腳掌長
- **1 分** ▶ 不敢大步走，走小碎步

❹ 步伐均勻

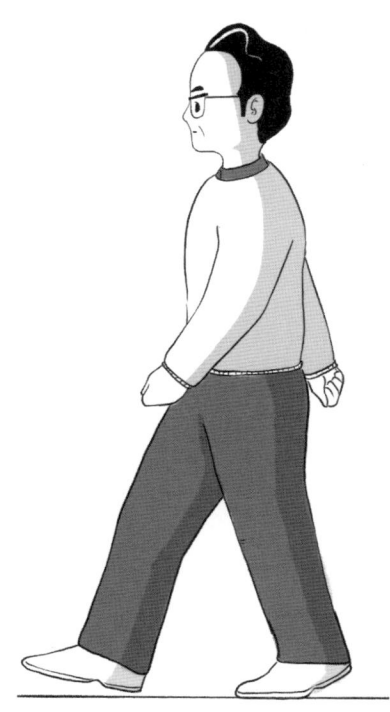

- **0 分** ▶ 踏出的每個步伐，距離和高度都差不多
- **1 分** ▶ 步伐不平均，時遠時近，一腳高一腳低

PART 1 測一測，你的跌倒風險有多高？

❺ 步伐的連續性　　　❻ 步行的直線性

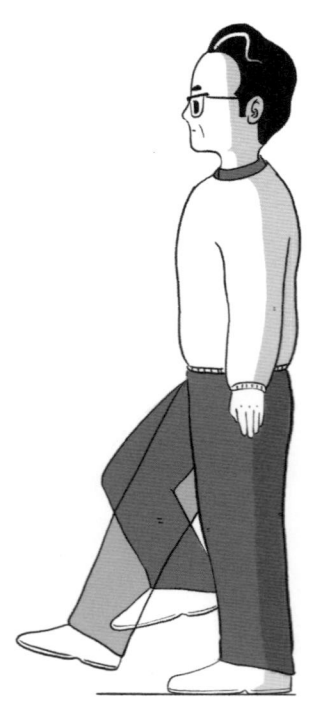
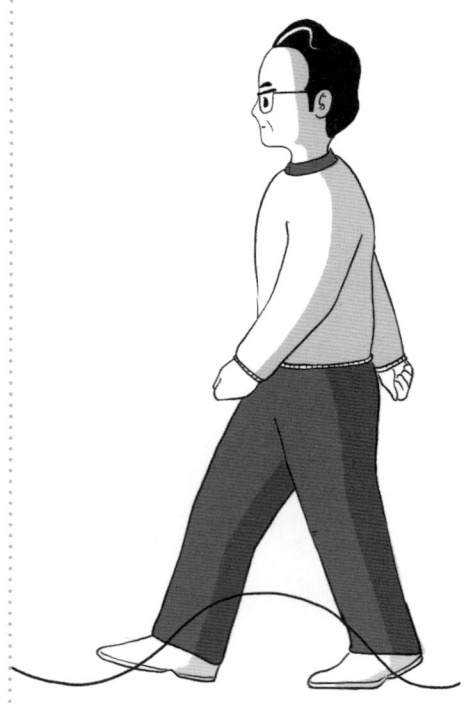

0 分 ▶ 可以連續跨步行走，中間沒有停頓

1 分 ▶ 步伐斷斷續續，有時會停頓或猶豫

0 分 ▶ 可以沿著直線行走

1 分 ▶ 無法走直線，會偏向某一邊

❼ 走動時身體的平穩性

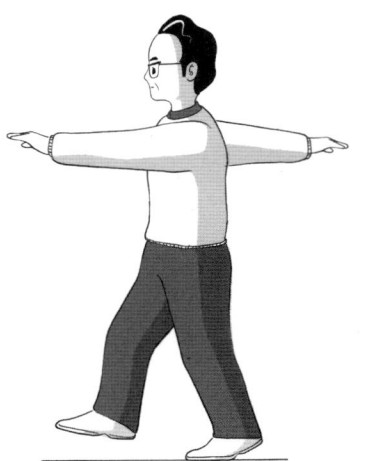

- **0 分** ▶ 身體平穩，不會左右搖晃
- **1 分** ▶ 身體會搖晃，可能需要把手伸開保持平衡

❽ 走動時轉身

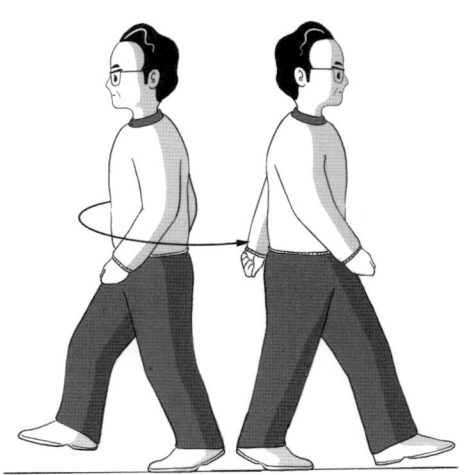

- **0 分** ▶ 身體平穩，可以不停下腳步就順暢掉頭
- **1 分** ▶ 身體搖晃，必須先停下來才能轉身

平衡能力測試的總評分

0 分	平衡能力很好。
1～4 分	平衡能力尚可，但已經開始降低，需要小心跌倒。
5～16 分	平衡能力不良，跌倒風險較大，高於一般高齡族群。
17～24 分	平衡能力差，很容易跌倒受傷。

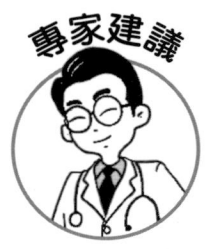

專家建議

0 分

建議多做全身性的各種運動，並增加一些肌力練習，增強體力，提高身體綜合體能。

1～4 分

除了日常的運動，建議增加一些提升平衡感的練習，如單腿跳、倒走、太極拳等。

5～16 分

建議針對平衡感做專門的練習，例如單足站立、沿直線行走、側身行走等，並適當增加一些肌力練習。

17～24 分

不要因為平衡感不好，就刻意不活動。盡可能多一些能力所及的簡單運動，如走樓梯、散步、起立坐下、沿直線行走等，都有助於提高平衡能力。也可以尋求醫生的指示做一些復健的動作。運動時最好有家人在旁邊，以確保安全。同時，也要多補充蛋白質、維生素 D、鈣，必要時以合適的輔具練習行走。

PART 2
為什麼年紀越大，越要小心跌倒？

高齡者為什麼容易跌倒？這通常不是由單一因素所致。
一般會先認為是年紀增長造成的功能衰退，
但也有可能是因為疾病、心理等內在因素影響，
或是燈光昏暗、路面濕滑、臺階、鞋子不合等環境問題，
甚至與醫療資源、是否獨居等居住條件也有相關。
總歸來說，因為年紀越大，跌倒的風險越高。
加上身體本身的復原速度也逐漸下滑。
因此，跌倒的危險性自然也就更高。

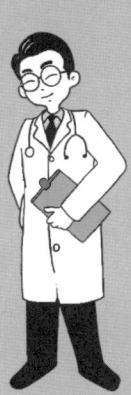

掃 QR code 聽書

 高齡者跌倒不是小事

　　跌倒的危險性，往往比大家想得更高。在台灣，由跌倒造成的事故，是 65 歲以上高齡者意外死亡的第二大原因。在受傷就診的老年人中，有一半以上是因為跌倒送醫。很多老人家，也因為跌倒導致骨折，影響了晚年的活動能力。年齡越大不僅越容易跌倒，因跌倒受到的影響也越嚴重。

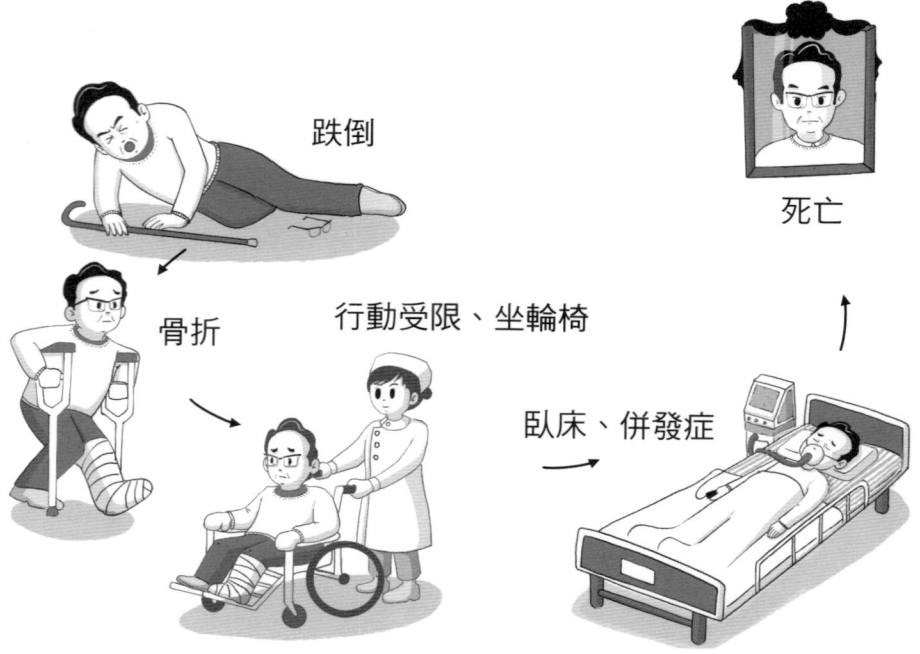

跌倒可能導致的傷害

1 最常見的損傷，包括擦傷、撞傷、瘀血等皮肉傷害。

2 約有 5% 的跌倒會造成嚴重軟組織損傷，包括關節積水、脫臼、扭傷等。

3 另有 5% 則會導致骨折，包括大腿骨、手臂、肋骨、髖關節等部位。

　　高齡者跌倒最容易骨折的部位是，大腿根部、手腕、脊椎等，其中最嚴重的是髖關節骨折。許多人都因為髖關節骨折，再也無法恢復從前的活動能力。

　　因跌倒導致髖關節骨折而住院的高齡者，不僅住院時間長、費用高，也有可能因此導致老後生活品質下降，嚴重的話甚至臥床不起、失能、死亡。

　　由於高齡者的骨骼密度、恢復力都已經下降，髖關節骨折後也會癒合得較慢，同時更容易引發手術後併發症。根據統計，高齡者髖部骨折後一年內死亡率高達 20%，被稱為「老人殺手」、「人生最後一次骨折」。

跌倒可能導致住院，或者長期臥床

在 65 歲以上因傷住院的人中，跌倒是最常見的原因。跌倒後，最有可能需要住院治療的情況就是「骨折」，包括頸部、肋骨、髖關節、腿部、手腕、手臂等各個部位。如果骨折的地方在大腿或腰椎，嚴重的話就會無法站立，必須臥床療養相當長的一段時間。老年人長期臥床，可能會引起以下問題，導致狀況越來越惡化。因此，跌倒可以說是高齡者的一大隱形殺手。

❶ 臥床超過半個月，骨骼韌帶的強度會大幅下降，而且很難完全恢復。

❷ 因為疼痛與臥床導致肌肉萎縮，骨質疏鬆變嚴重。

❸ 臥床期間沒有時常翻身而長褥瘡。如果患有糖尿病或凝血功能有問題，褥瘡的傷口會很難癒合。

❹ 長期臥床容易導致的狀況還包含：血糖／血壓難以控制、骨質和肌肉流失、心肺功能減退、肺部感染、靜脈血栓等，都會大幅影響後續康復的狀況。

跌倒時可能長時間倒地不起

高齡者有可能在跌倒之後，躺在地上超過 1 小時或更久。除了因為身體損傷站不起來外，也可能是肌肉無力，在沒有人攙扶協助的情況下，沒辦法靠自己的力量從地上撐起來。根據研究顯示，高齡者跌倒後如果躺地超過 1 小時以上，可能會因為延遲就醫、脫水、失溫等狀況，引發肺炎甚至死亡，後果不容忽視。

跌倒造成的心理恐懼

跌倒很容易對高齡者產生嚴重的心理影響。尤其是經常跌倒的人，很可能因為害怕再跌倒而失去自信、變得不願意活動。特別是那些跌倒後，需要別人幫助才能站起來的高齡者。即使沒有受傷，也可能因為嚇到而變得畏縮，只喜歡待在固定、熟悉的地方，漸漸喪失自理能力。

當活動量越少，骨骼肌就會逐漸萎縮，這樣一來，走路就會更不穩、更容易跌倒，陷入惡性循環。此外，假如因為害怕跌倒而變得不愛出門，不只會造成肌肉衰退，因少曬太陽，陽光就無法在體內合成能夠幫助吸收鈣質的維生素 D，導致骨質疏鬆的速度變快，提升跌倒的危險性。

跌倒可能導致的醫療費用

　　跌倒的嚴重性,除了造成身體、心理上的傷害,影響老後生活品質之外,甚至也會帶來大筆醫療開銷。住院、骨折手術、後續復健等,相關的費用都不便宜,而且需要長期的支出。對於經濟條件不寬裕的家庭來說,這是不小的壓力,即便家人不在意,高齡者也往往會過意不去,而增加的心理負擔,導致後續心理狀態出現問題,需要多加留意。

哪些高齡者是跌倒的高危險族群?

・年齡大於 70 歲	・有貧血或低血壓的問題
・獨居	・營養不良
・體能衰弱	・有睡眠障礙
・失能和半失能	・中風等,有肢體活動功能障礙
・近期剛出院	・失去定向感,無法準確分辨時間、地點、人物
・過去有跌倒的經驗	・躁動、意識混亂
・走路不穩	・同期間服用多項藥物
・有視覺或聽覺障礙	

 # 老化與跌倒息息相關

老化是造成跌倒的主因

容易造成跌倒的因素有很多，例如：帕金森氏症、腦中風等疾病。然而，大家對於身體有疾病的人容易摔倒這件事越來越重視，卻往往沒有意識到「老化」引起的跌倒，也是一件需要注意的事。

隨著年齡增長，高齡者將會面臨一系列身體機能的退化問題，包括骨質疏鬆、肌力下降、韌帶功能減弱與肢體僵硬。此外，感覺系統也會出現障礙，例如視力與聽力衰退，對外界的感知能力變差等；反應能力則大幅減退。因此，就會出現步履蹣跚、反應變遲鈍等，身體老化的表現。

走路看似簡單，實際上是依賴於認知功能、感覺功能、心肺功能、平衡功能以及骨骼肌肉系統的多重合作。當其中任何一方面的功能退化，運動能力就會跟著減弱，進而增加意外跌倒，甚至導致失能的風險。

老年人與跌倒相關的生理狀態變化，主要表現在以下四個方面。

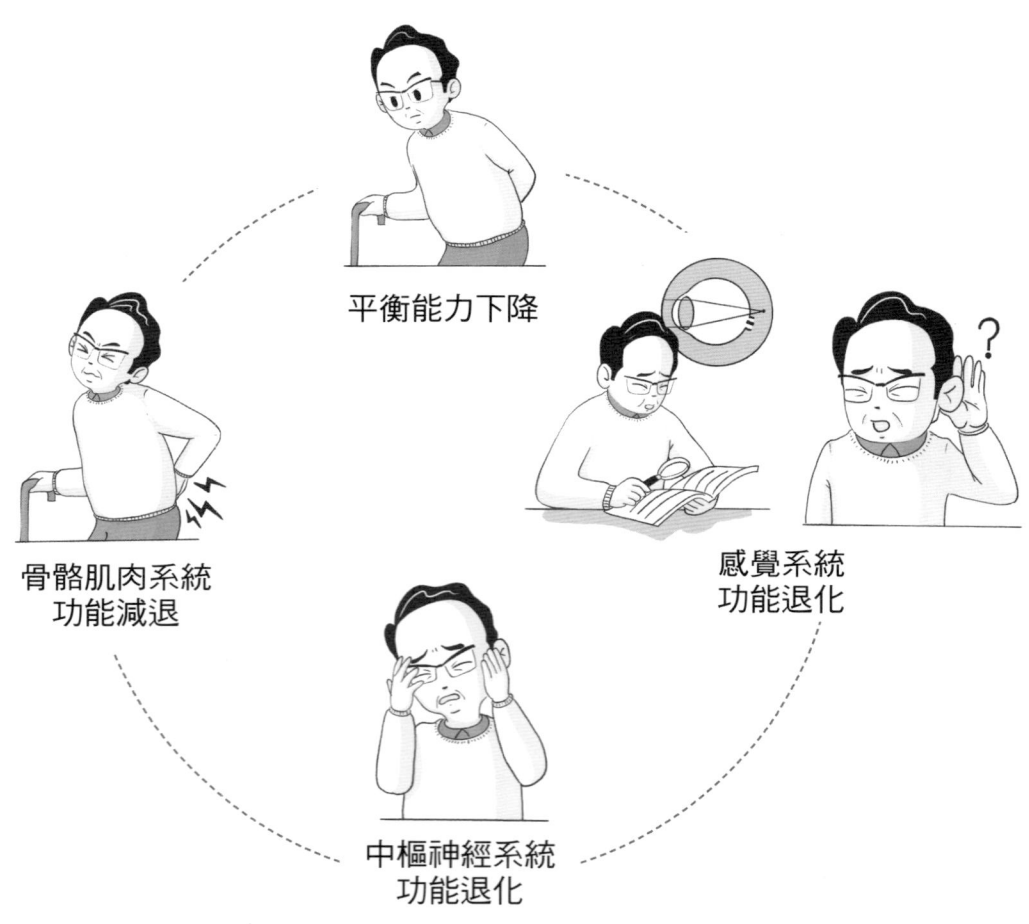

步態和平衡能力

　　高齡者的步伐混亂和平衡能力下降,是身體各項功能退化綜合影響的結果,並且會隨著年齡增長而逐漸惡化。為了彌補衰退的行動能力,有些人就會變得特別小心,走路時放慢速度、步伐變短、行走不連續,或是腳抬不高。

此外，有些人在站立或身體傾斜時，容易失去平衡，起身或轉身時也會感到困難，這些都是平衡能力變差的關係。

感覺系統

高齡者的視力和聽力都會隨著年齡增長而變弱。視力變差，會導致對環境中障礙物和結構的判斷能力變弱，視野縮小、看東西的距離感改變等狀況，並且對黑暗的適應能力變差。

若是聽力變差，則常常無法聽到周圍的警告聲響，反應速度也會變慢，很容易不小心跌倒。此外，前庭功能（幫助我們保持平衡的內耳系統）和本體感覺（感知身體位置的能力）的退化，也可能引起頭暈和平衡能力下降。

中樞神經系統

中樞神經系統的退化，會大幅增加跌倒的風險。進入高齡後，中樞神經系統對於感覺訊息的接收能力就會變差，大腦需要花更多時間處理這些訊息。這種情況會導致大腦對骨骼和肌肉發出指令的時間變長，反應速度變慢，對痛覺和觸覺的敏銳度降低。

除此之外，中樞神經系統的退化，也往往同時影響智力、肌力、肌肉張力、感覺、反應速度、平衡力、走路方式以及協調動作的能力，這些都會加劇跌倒的風險。

骨骼肌肉系統

跌倒的常見原因之一,就是骨骼、關節、韌帶和肌肉的結構或功能退化。

骨骼肌肉系統的退化,會導致下肢肌力減弱、骨質疏鬆等問題,進而影響行動的靈活性與力量,並降低抵抗外界干擾的能力。當年紀增長後,這些變化會讓高齡者在行走時,容易腳抬不高、行走速度變慢、穩定性差,因此更容易跌倒。

提升跌倒風險的「老年衰弱症」

隨著年齡增長,高齡者的多種組織與器官功能,都會逐漸退化,並且全身各系統、各器官應對壓力的能力也會降低。這種衰退的狀況,稱為「老年衰弱症」,導致高齡者即使面對輕微的外界刺激,也可能對健康造成嚴重影響。例如,即使只是普通感冒,也可能引發肺部感染、多重器官衰竭,甚至出現致命的危險。

老年衰弱的成因複雜,通常是多種因素共同作用下,形成的典型老年綜合症狀。其特徵包括力量減弱、耐力下降,以及生理活動能力降低,最終可能導致失能或死亡。隨著年齡的增加,衰弱的進程緩慢且不易察覺,因此經常被忽視,卻是導致跌倒的一大主因。

03 哪些疾病容易造成跌倒？

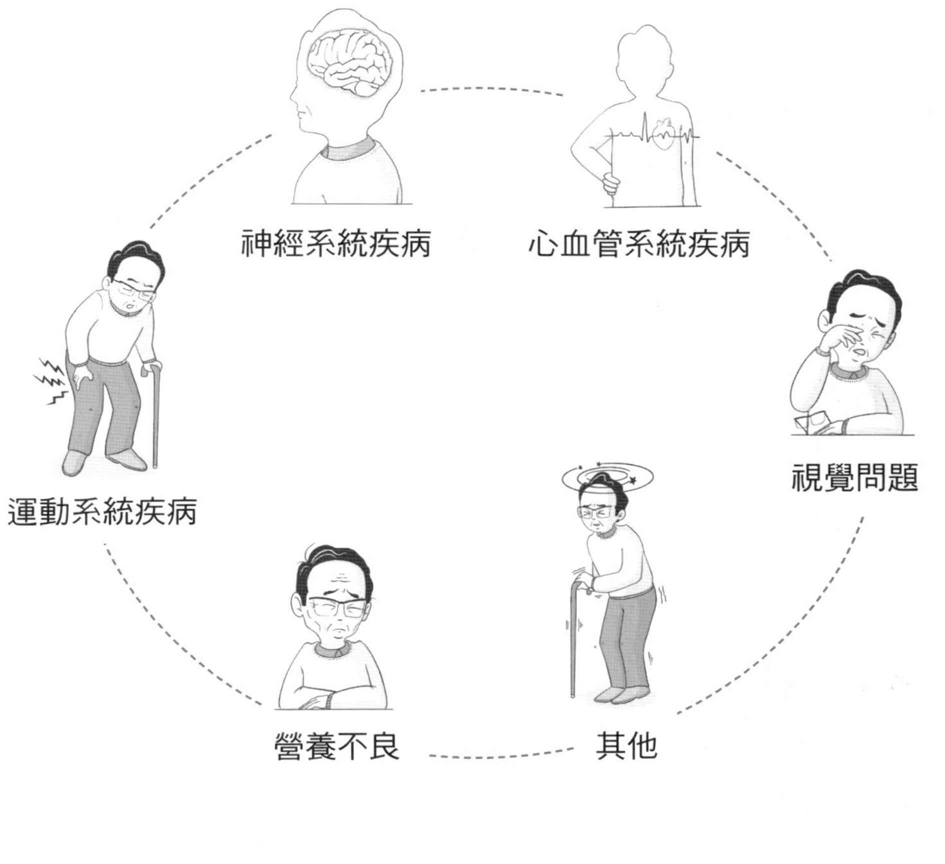

PART 2 為什麼年紀越大，越要小心跌倒？

- 神經系統疾病
- 心血管系統疾病
- 視覺問題
- 其他
- 營養不良
- 運動系統疾病

神經系統疾病與跌倒風險

腦中風

高齡者中風後，常會造成下肢功能嚴重受損，導致肌肉活動協調變差。這會讓腿部伸展能力降低、走路不穩，並且難以適應環境的變化，進而影響行走能力。

帕金森氏症

帕金森氏症患者常出現身體僵硬、四肢彎曲，還有平衡能力降低的問題。由於身體僵硬和對環境變化反應變慢，這類患者經常跌倒。

頸椎病

高齡者的頸椎很有可能退化。頸椎病會導致動作笨拙、爬樓梯困難、腿發軟，並且容易站立不穩或走路不協調，這些問題都會增加跌倒的風險。

小腦疾病

中風、小腦退化、小腦萎縮等小腦的損傷，也會影響身體的運動與協調功能。患有小腦疾病的高齡者，常常站立不穩，走路時步態變得寬大且不規則。

前庭器官疾病

例如前庭神經炎、梅尼爾氏症等。前庭器官負責維持身體平衡。當前庭功能受損時，會容易感到頭暈，並且在站立、轉身或走路時，感到不穩而容易跌倒。

外周神經病變

外周神經是傳遞大腦和脊椎與身體各部位之間訊息的神經網路。其受損時，會影響肢體的活動與感知能力，造成走路不穩與跌倒。而受損原因包括糖尿病、酒精過量、缺乏維生素 B12、化療以及維生素 B6 過量等。其中，糖尿病引起的外周神經損傷最常見，也最容易造成跌倒傷害。

心血管系統疾病與跌倒風險

體位性低血壓

又稱姿勢性低血壓，是指當人從躺著或坐著的姿勢突然站起來時，血壓明顯下降的情況。這種現象分為兩種：一種沒有明顯症狀，不會讓人感到不舒服；另一種則是有症狀的，可能引起頭暈、暈倒，也很容易導致跌倒。

根據統計，65 歲以上的高齡者，大約有 15% 有體位性低血壓，75 歲以上超過 30%。這種問題常與心臟病、糖尿病、帕金森氏症、腦中風、阿茲海默症和憂鬱症等疾

病有關。此外,一些藥物如降血壓藥、治療帕金森氏症的藥、抗憂鬱藥和利尿劑,也可能引起體位性低血壓。建議服藥後休息 1 到 2 小時,並避免突然從椅子上站起來。

缺血性疾病

指因血液供應不足,導致身體的某些部位沒辦法正常運作。高齡者常見的缺血性疾病,包括腦梗塞、脊椎動脈供血不足和小血管堵塞等問題。

視覺疾病與跌倒風險

白內障

白內障是指眼睛的晶狀體變得不透明,視線模糊、像是被霧或雲遮住,這也會影響行走時的安全感與穩定性。

黃斑部病變

指視網膜中,負責清晰視覺的黃斑區域損傷,這在高齡者中非常普遍,會使閱讀、辨識臉孔及細節變得困難。

青光眼

由於眼內壓升高引起的疾病,會對視神經造成損傷,導致視野逐漸縮小或缺失。青光眼是高齡者失明的常見原因之一。患有青光眼的高齡者,特別容易在下床時跌倒。

運動系統疾病與跌倒風險

骨關節炎

骨關節炎是高齡者最常見的骨骼問題之一,主要影響下肢的承重關節,造成關節畸形並引發疼痛。這些都會影響身體的平衡感與穩定性,增加跌倒的風險。

肌少症

隨著年齡增長而出現的肌肉量減少、肌力下降或身體功能退化的綜合症狀。根據統計,60 至 70 歲高齡者中,約 5% 至 13%有肌少症,80 歲以上則更高。肌少症可能導致衰弱、跌倒、失能,嚴重影響老後品質。

慢性肌肉骨骼疼痛

最常見的部位,包括腰背部、膝蓋、小腿、髖關節和其他關節。高齡者的這類疼痛經常持續很久,而且容易反覆發作。許多人也會因此減少活動,導致平衡感和協調能力下降,行動變得緩慢、身體變得衰弱,甚至影響睡眠和認知功能。另外,足部問題也是跌倒的常見原因之一。像雞眼、厚繭(胼胝)、拇囊炎、槌狀趾和潰瘍等問題,會讓人走路時不穩或疼痛,影響行走的穩定性和安全性。

營養不良與跌倒風險

　　年紀變大之後，因為身體機能退化，加上營養攝取不足與吸收能力變差，高齡者常會出現營養不良的情況。這種問題還會因為各種急性或慢性疾病，增加身體的消耗，使得營養量遠遠不夠。根據研究，社區或居家高齡者中，大約有 15% 的人營養不良，而住院的高齡患者中，比例更是高達 50%。

　　營養不良會嚴重影響高齡者的生活品質與壽命。它可能導致身體虛弱、精神狀態差、貧血、免疫力下降等問題，讓原有的病情惡化或是延緩康復的程度。更嚴重的是，營養不良還會引起肌少症與肌無力，導致行動困難，增加跌倒和骨折的風險。

其他症狀與跌倒風險

暈厥

　　指短暫失去意識後又自然恢復的情況，通常是因為腦部血流暫時減少所引起。體位性低血壓、血管迷走神經問題、短暫性腦部缺血、頸動脈竇症候群、心律不整、動脈狹窄等疾病，都可能導致暈厥的發生。

尿失禁

尿失禁在高齡者中相當普遍，尤其是女性。如果因為突然有尿意而急著想如廁，可能會因為行動能力遲緩或平衡能力不佳而導致滑倒。

阿茲海默症

阿茲海默症會導致認知能力下降，影響辨識與應對環境危險的能力，並改變行走的方式。阿茲海默症患者比健康高齡者更容易跌倒，造成髖關節骨折的風險也更高。

憂鬱症

患有憂鬱症的高齡者容易因為肌力減弱、協調性變差和平衡能力下降而跌倒。這些生理上的改變，會讓他們在日常活動中更容易失去平衡。

癲癇

癲癇的原因是腦部神經元異常放電，因此導致肢體抽搐、意識不清，及口吐白沫等現象。癲癇發作時，患者可能會突然喪失意識並全身抽搐，在這種情況下很容易造成跌倒或昏迷。

04 從用藥習慣判斷跌倒風險

　　藥物確實有助健康,但如果發生副作用或服用不正確,也可能增加跌倒的風險。研究顯示,高齡者如果同時服用四種以上的藥物,跌倒的風險會明顯提高。由於許多高齡者都有睡眠障礙或慢性病,因此多會服用抗憂鬱藥、鎮靜安眠藥、降血壓藥和降血糖藥等藥物。然而,這些藥物有時會影響意識、精神狀態、視力、步態和平衡,增加跌倒的可能。

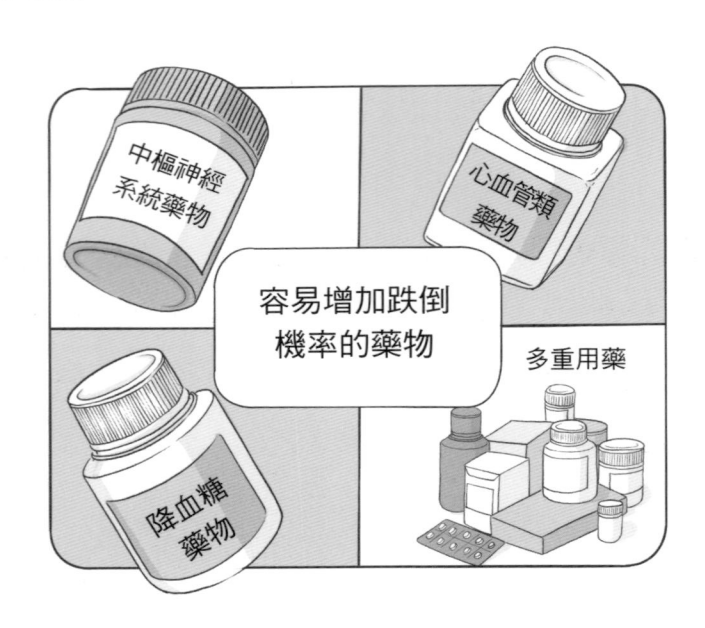

容易增加跌倒機率的藥物

- 中樞神經系統藥物
- 心血管類藥物
- 降血糖藥物
- 多重用藥

中樞神經系統的藥物

一些用於治療精神疾病或神經系統問題的藥物，像是抗憂鬱藥、抗癲癇藥、鎮靜安眠藥，以及藥物用腎上腺素和類阿片鎮痛藥，可能帶來副作用，包括運動協調變差、認知能力下降、姿勢性低血壓、視力模糊、步態不穩、眩暈、疲倦、肌肉鬆弛，以及反應變慢等。這些問題不一定每次都會出現，可是一旦發生就會影響日常活動與安全。

心血管系統的藥物

心血管藥物中，最容易引起跌倒的是降血壓藥物。這類藥物有時會導致低血壓、肌肉無力、平衡感變差、頭暈或步態不穩。特別是在剛開始服用，或調整劑量的時候。此外，利尿劑可能造成多尿與血壓變化，長期服用還可能導致低鉀，出現乏力或頭暈，增加跌倒風險。某些治療心律不整的藥物會讓心跳過快，而像地高辛這類心臟藥物，則可能導致突發性心律不整、頭暈或精神狀態異常，這些問題也可能造成意外跌倒。

降血糖的藥物

　　口服降血糖藥物，在使用過量或在身體狀況不佳時，有可能引起低血糖。低血糖會造成頭暈、身體失去協調、顫抖，嚴重的話甚至造成昏迷。這樣的狀況對高齡者來說危險性相當高，特別是在獨自活動或外出時，很容易因為失去平衡而跌倒。

多重用藥的風險

　　相關研究顯示，隨著藥物使用數量的增加，跌倒的風險也在不斷上升。當同時服用四種或以上的藥物時，這種風險會更明顯。對高齡者來說，同時服用多種藥物，已經成為需要特別注意的潛在危險因素。

05 不可漠視的高齡者心理問題

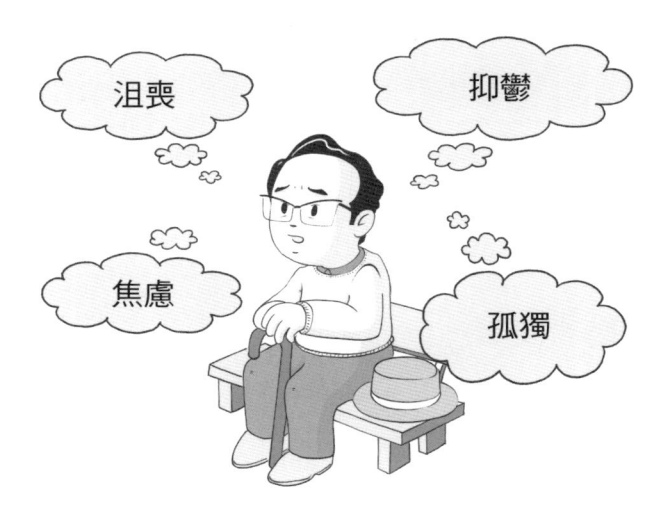

沮喪　抑鬱　焦慮　孤獨

　　心理狀態的好壞，也會影響高齡者的行動安全。像是沮喪、抑鬱、焦慮等情緒，以及因心理問題，導致與外界減少聯繫，這些都可能增加跌倒的風險。年紀增長後，對外界的反應速度變慢，加上情緒低落時，容易注意力不集中，對環境中的危險也較難察覺和應對。

　　有時候，對跌倒的恐懼也會讓高齡者過於小心翼翼，行動變得僵硬或遲緩，影響步態與平衡感，反而更容易跌倒。尤其是長期獨居、缺乏家人陪伴、與社會脫節的人，不僅會感到孤單，也更容易遇到危險而得不到及時幫助。

06 容易造成跌倒的環境因素

　　無論是在家中還是戶外，高齡者跌倒的可能性都相對較高。因為對年輕人來說，遇到障礙物時通常能迅速反應；但當年紀變大之後，身體反應變得比較慢，因此遇到障礙時就容易跌倒。

　　很多高齡者跌倒，與周圍環境有很大的關係。調查顯示，大約有一半高齡者是在家中跌倒，其中又以臥室、廚房等，經常活動的區域為主，也很常是在廁所、浴室、樓梯，或從椅子上起身時跌倒。

　　對於那些健康狀況較好、能夠獨立行動的高齡者來說，戶外環境則會比室內更危險。因為他們活動的範圍較大，接觸到各種戶外危險因素的機會也更多。

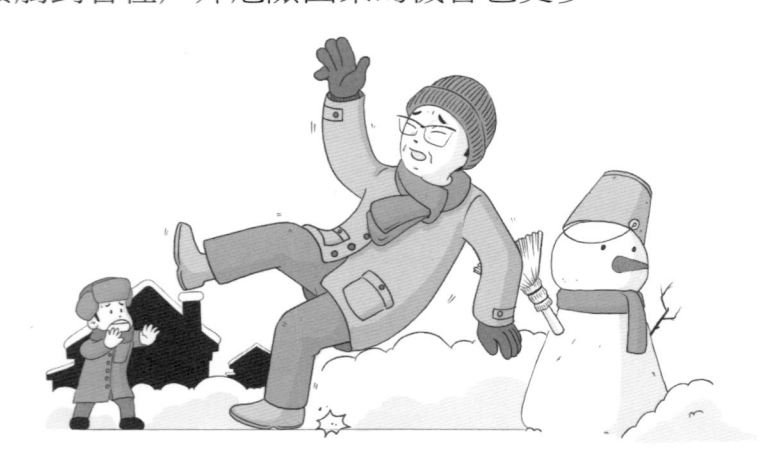

下列為老後生活中,容易造成跌倒的環境危險因素,請逐一檢視後,針對家中有的情況加以改善,外出時也盡量避開危險場所。

家中設施

- ☐ 燈光過暗或過亮
- ☐ 地面是磁磚或大理石等光滑材質
- ☐ 地上鋪有地毯,容易滑動
- ☐ 地毯邊緣翹起
- ☐ 門檻過高
- ☐ 通道狹窄、東西過多阻擋動線
- ☐ 地面濕濕的
- ☐ 散落小孩或寵物的玩具

傢俱

- ☐ 過矮的椅子
- ☐ 床架過低或過高
- ☐ 會晃動的傢俱
- ☐ 置物架和櫥櫃過高或過低

浴室和廁所

- ☐ 浴缸和馬桶周圍沒有扶手
- ☐ 浴室沒有防滑墊
- ☐ 光線過暗
- ☐ 馬桶高度過低
- ☐ 地面濕滑

樓梯
- [ ] 沒有扶手,或扶手不好使用
- [ ] 樓梯臺階的邊緣不清楚
- [ ] 樓梯臺階太窄
- [ ] 樓梯過陡
- [ ] 樓梯周圍堆放太多物品

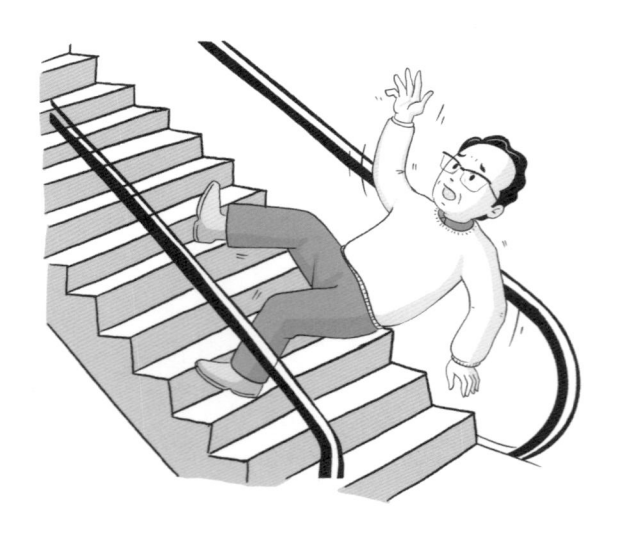

戶外危險的地方
- [ ] 道路充滿泥濘、濕滑、陡峭或不平
- [ ] 臺階或人行道不平整,或者有裂縫
- [ ] 紅綠燈的時間過短
- [ ] 人群擁擠
- [ ] 天氣造成的因素(下雨積水,或是風大落葉多等)
- [ ] 沒有可以休息的地方
- [ ] 垃圾亂放、雜物堆積

PART 3

抗衰防跌這樣吃！
強化體能的日常飲食

隨著年齡增長，咀嚼和消化的能力會慢慢下降，
視覺、嗅覺和味覺也不如從前，
這些變化，都會影響食慾和營養吸收，
使得不少人到了高齡階段，容易出現營養不良的情況。
因此，想要抗衰老、預防跌倒，飲食不僅要注意營養均衡，
烹調方式也應配合身體的狀態來做調整。
當身體補足所需的營養，才能維持肌力、柔軟度與平衡感，
打造更穩健有力的體能！

掃 QR code 聽書

01 給足身體需要的營養

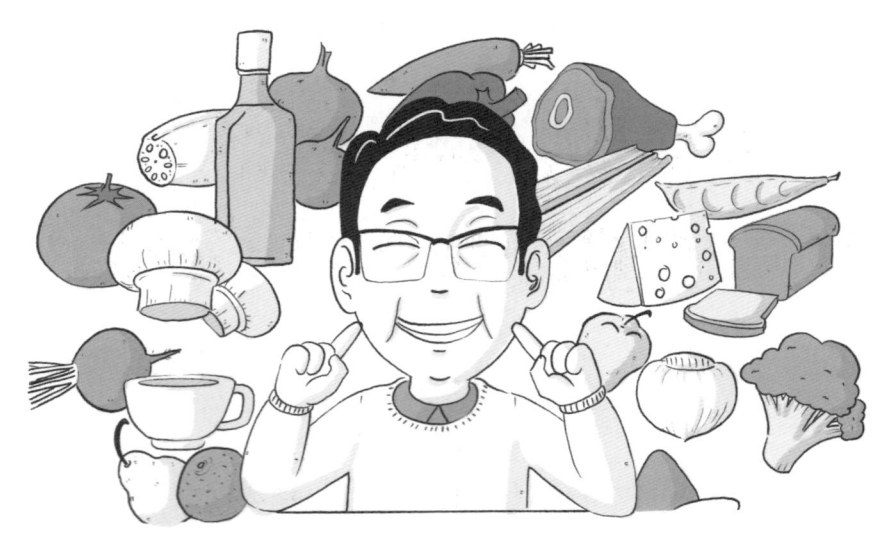

以多樣化的食材搭配

　　主食建議以糙米、全麥、燕麥等全穀雜糧為主,再搭配多樣化的食材,例如蔬菜、水果、魚肉蛋奶和豆類等,盡量做到每天攝取超過 12 種食材、每週超過 25 種,營養才會更全面。全穀雜糧類的攝取量,每天建議 200～300 克,大約是 2.5～4 碗,其中,包含 50～150 克的未精製全穀與豆類,以及 50～100 克的根莖類(如地瓜、馬鈴薯等)。記得以煮熟後的重量為準喔!

多吃蔬果、奶類、全穀、大豆

蔬菜、水果、穀類和乳製品，是每天飲食中不可或缺的重要營養來源。建議每一餐都要有蔬菜，一天攝取量應超過 300 克（大約兩個手掌的分量），其中至少一半是深色蔬菜，例如菠菜、青江菜、青椒等。

水果方面，建議每天吃 200～350 克的新鮮水果。記得要吃新鮮的水果，不要以果汁取代，才能攝取到完整的營養與纖維。除了蔬果，乳製品也是每天不能少的營養來源，建議每天攝取相當於 300 毫升以上的鮮奶（大約是一個鋁箔包的量）。

另外，也不要忘了補充全穀雜糧與大豆製品，並適量攝取一些堅果，提供身體好的油脂與優質植物性蛋白質。

適量吃豆魚肉蛋類等蛋白質

豆類、魚、蛋和瘦肉都是優質蛋白質的來源，每天平均攝取 120～200 克就足夠了，分量不用太多，重點是多吃各種不同的食物。

建議每週至少吃兩次魚，總量約 300～500 克（一餐大約半個手掌的量）。蛋的部分，每週建議攝取 300～350 克，大約一天一顆。記得，吃雞蛋不要丟掉蛋黃，蛋黃裡也有不少營養！

至於肉類，建議每週控制在 300～500 克之間，以瘦肉為主，少吃肥肉和香腸、火腿等加工肉品，以及煙燻、醃製類的食物。

少鹽少油，控糖限酒

清淡飲食，盡量少吃太鹹、油炸或重口味的食物。像是醃漬品、炸雞、加工食品，這些都容易讓鈉和油攝取過多。成人每日建議的鈉攝取量不超過 2,400 毫克，差不多只有 6 克鹽（大約 1 茶匙）；食用油每天不要超過 25～30 克，大約 2～3 匙。

糖分最好能少於 25 克，最多也不超過 50 克；有時候一杯含糖飲料，就超過一整天的建議量了。還有常常出現在人造奶油、咖啡奶精中的反式脂肪酸，每天攝取量也不適合超過 2 克。在日常飲食中有意識地避開含糖飲料、不吃加工食品、少喝酒，將有助於減少身體的負擔。

規律三餐，足量飲水

建議每天三餐規律、定時定量，不要少吃，也不要暴飲暴食。此外，每天要補充足夠水分，少量多次喝水。在氣候溫和、活動量不大的情況下，男性每日約需攝取 1700 毫升、女性約需攝取 1500 毫升水分。以白開水為主，不建議改喝茶、咖啡或飲料。

適量攝取營養補充劑

隨著年紀越來越大，特別是進食困難的長輩，有時候很難光靠飲食吃足營養。這種時候，可以在專業營養師或醫師的建議下，選擇適合的特殊營養食品來補充。但除此之外，還是建議以飲食為主要營養來源。

02 聰明料理，安心進食

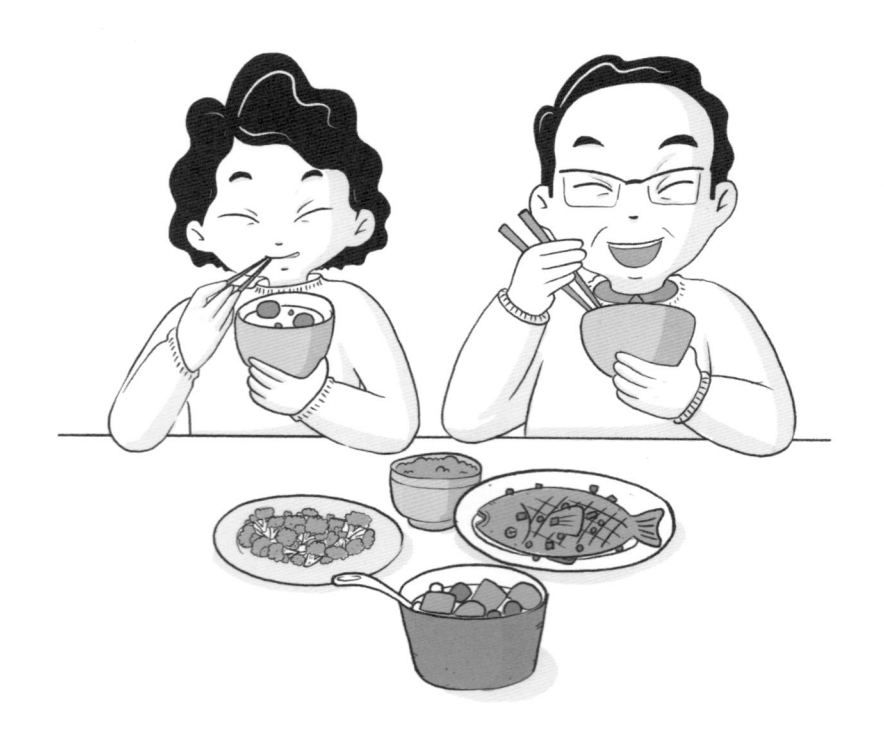

　　準備食物時可以根據身體狀況，選擇豐富多樣、容易咀嚼和消化吸收的食材，這樣能讓吃飯變得更輕鬆、營養也更全面更到位。

食材多元，品質要好

每天的餐桌上，建議包含全穀根莖類、魚肉蛋奶、大豆製品、堅果和各類蔬果，吃得多樣、營養才均衡。飲食搭配上，可以注意葷素、粗細、色彩、乾溼的平衡，例如白米混合全穀，蔬果選擇多種顏色，搭配湯品更好入口，調味也盡量清爽。

蛋、奶、魚、肉都是重要的蛋白質來源，建議多吃魚、少吃紅肉，並經常攝取豆類製品。用油則以富含不飽和脂肪酸的橄欖油、茶油、亞麻仁油、魚油等為主，少吃富含飽和脂肪酸的動物性油脂。

蔬果新鮮，類多量少

蔬果中富含維生素、礦物質與膳食纖維，水果含有天然有機酸，能幫助促進食慾。不同顏色、種類的蔬果有不同的營養特色，無法相互取代，也不宜長期缺乏。建議高齡者每天多吃幾種種類不同的蔬果，但每一種的分量不用太多，均衡攝取即可。

口味清淡，質地柔軟

料理以清淡為主，減少油炸與重口味，不需要吃素，而是要控制鹽分與油脂的攝取量。特別提醒，高齡者盡量少吃醃製品，如醃肉、臘肉、鹹菜等，很容易鹽分過高。

此外，料理的烹調方式也很重要，建議多採用蒸、煮、燉、燴等方式，讓食物的質地變得柔軟好入口。食材的選擇上，儘量避免纖維粗、難咀嚼的食物，例如紅肉筋多就不好咬斷，可以改選魚肉等質地細嫩的肉類，或搭配牛奶、雞蛋、大豆製品等容易入口又營養的食材。

溫食為主，細嚼慢嚥

　　隨著年齡增加，腸胃功能也會慢慢變弱。若吃了太生、太冷或太硬的食物，容易影響消化和吸收，甚至引起腸胃不適。因此，餐點最好以溫熱為主。吃飯時慢慢咀嚼、細細吞嚥，也有助於減輕腸胃負擔，讓營養吸收得更好。進餐速度可依照個人習慣與身體狀況調整，不必急，也不必勉強。

03 補充足夠的蛋白質、鈣質與維生素 D

研究發現，血液中維生素 D 濃度較高的長者，骨折的機率明顯較低。尤其髖關節骨折對高齡者影響最大，如果本身已有骨質疏鬆，更要特別留意是否有補充足夠的鈣質與維生素 D。

另外，肌肉流失不僅會增加骨質疏鬆與跌倒風險，也是影響高齡者健康的重要關鍵之一。透過攝取良好且充足的營養，包括優質蛋白質、脂肪酸、維生素 D、C、E、類胡蘿蔔素、硒等抗氧化營養素，有助於維持肌力、延緩衰弱、預防跌倒。

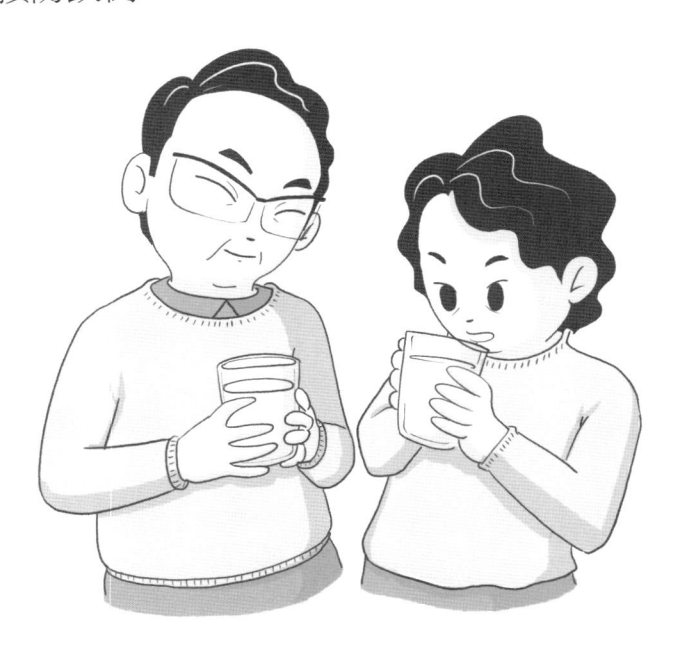

專家建議

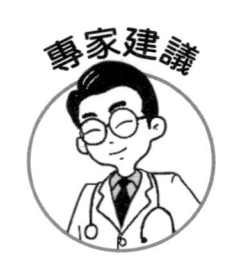

1. 蛋白質要吃夠

　　一般來說，高齡者每天要吃的蛋白質，跟自己的體重差不多，大約是每公斤為 1.0～1.2 克。以 50 公斤的人來說，每天大約需要 50～60 克的蛋白質。

　　建議每天至少一半的蛋白質來自優質來源，如魚、蝦、雞肉等白肉，以及豆類製品。舉例來說，每天可以吃約 50 克紅肉，以及 50～100 克魚或白肉。

　　蛋白質最好分散在一天的三餐中，例如早餐吃雞蛋、牛奶或豆漿；中餐與晚餐則搭配肉類、魚類、蛋與豆製品，避免集中在同一餐，反而會吃過多。

2. 鈣質要補足

　　每天建議喝 300～500 毫升的鮮奶，或攝取等量的乳製品。若對乳糖敏感，有乳糖不耐症的人，也可以選擇無乳糖鮮乳或優酪乳替代。

　　富含鈣質的食物包括牛奶與乳製品、大豆與豆製品、芝麻、海帶、蝦米等，深海魚與深綠色蔬菜也都是很好的補鈣來源，若有缺鈣的情況，建議適量增加攝取。

3. 維生素 D 要夠

　　維生素 D 可以從食物中攝取，例如魚、蛋、奶類、動物肝臟、香菇與魚肝油等。特別建議多吃深海魚，不僅富含維生素 D，也含有好的脂肪酸。另外，深色蔬果與豆類富含抗氧化營養素，也很適合在日常飲食中多加攝取。

　　適度曬太陽與戶外活動，能夠幫助身體自行合成維生素 D，這也是維持骨骼健康的自然方式。若飲食攝取仍不足，建議在營養師或醫師的指導下，補充維生素 D 或複合型營養補充品。

04 自煮生活，享受吃的樂趣

　　自己動手做菜，不僅能吃得健康，還能從中找到樂趣。不過在烹調時，也要留意保留食材中的營養，特別是鈣質。例如：加熱牛奶時不要攪拌、冷凍食材最好直接烹煮不先解凍、蔬菜以新鮮為主、切菜時盡量保留大塊、烹煮時加少量水，就能減少營養流失。

　　以下，也為大家整理了幾道有助於抗衰老、防跌倒的食療菜單，家中長輩們可以根據自己的健康狀況，挑選適合的食材搭配，吃得營養又安心。

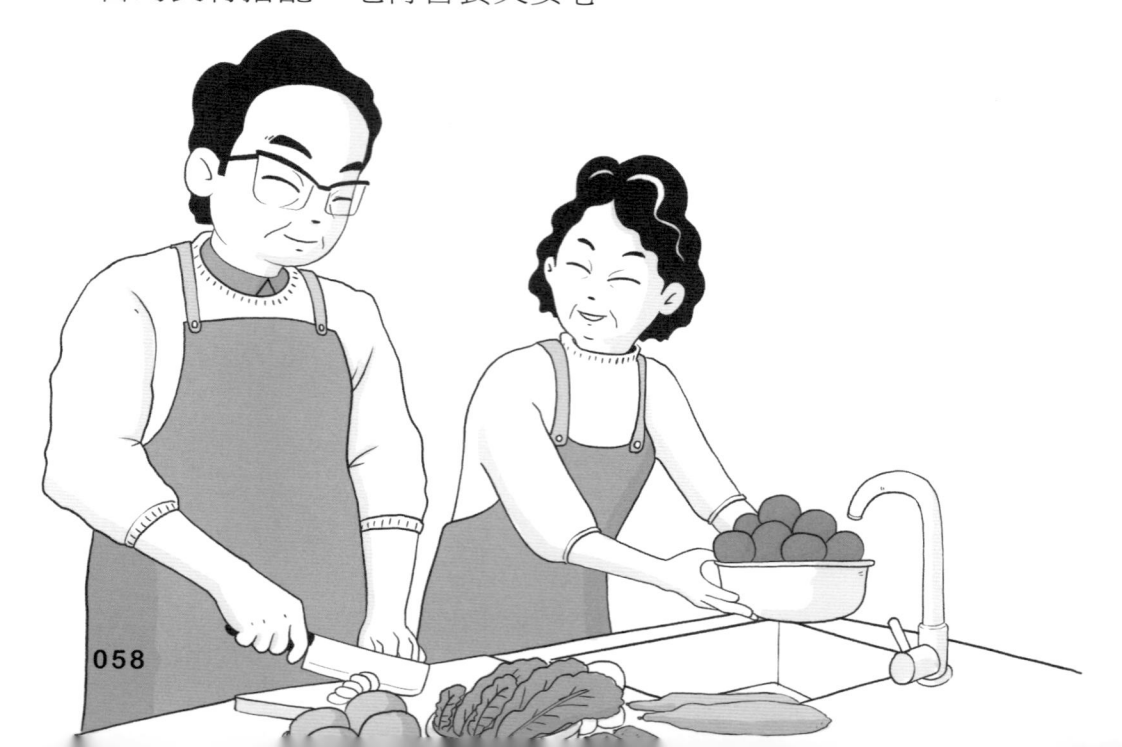

茭白筍炒蝦仁

材料

蝦子 500 克、豬肉絲少許、茭白筍 4 根、紅椒 1 顆、生薑少許

調味料

米酒、太白粉、鹽、醬油、檸檬汁

做法

1. 蝦子去殼後洗淨,用一點鹽、米酒、太白粉抓勻,醃 20 分鐘。
2. 茭白筍與紅椒洗淨、切丁後以沸水稍微汆燙,再撈出瀝乾。生薑切絲。
3. 鍋中加少許油,熱鍋後放入薑絲和豬肉絲,炒熟後再加入蔬菜、醃好的蝦仁,翻炒到蝦仁熟透後,滴入少量檸檬汁、醬油、鹽調味即可。

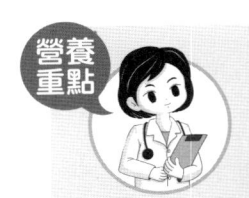

> **營養重點**
>
> 鮮蝦富含優質的蛋白質、維生素、礦物質、牛磺酸(有降低膽固醇作用),也是補鈣的好來源。茭白筍含有豐富的鉀,熱量低,且富含膳食纖維,質地細嫩,適合老年人食用。這道菜清淡美味、做法簡單,是一道快速就能完成的家常菜。

清蒸鱸魚

材料

鱸魚 1 條、胡蘿蔔半根、蔥 1 支、薑 1 小段

調味料

蒸魚豉油、胡椒粉、鹽

做法

1. 蔥綠切段、蔥白切絲。薑切片。胡蘿蔔切絲。
2. 鱸魚去除內臟，洗淨，把一部分的蔥段、薑片塞入魚肚中，魚身兩面薄薄抹一層鹽和胡椒粉，醃 5 分鐘。
3. 在蒸盤上鋪蔥段、薑片，將魚平放上去後，再鋪一層蔥段、薑片。
4. 蒸鍋大火水滾後，放入蒸盤，蓋上鍋蓋，大火蒸 5 分鐘，關火後燜 3 分鐘取出，去掉蔥段、薑片，並倒掉蒸盤內的水，均勻淋上適量蒸魚豉油，撒上蔥白絲、胡蘿蔔絲即完成。
5. 燒熱適量食用油，將熱油澆在魚身上，蔥香四溢即可。

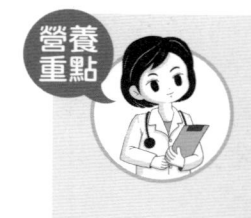

> **營養重點**
>
> 鱸魚肉質鮮嫩，含有人體容易吸收的各種胺基酸。用清蒸的方法，既能保持魚的形狀，口味鮮嫩，營養素也不會流失，非常適合長輩食用。

白菜菠菜卷

材料

白菜葉 6 片、胡蘿蔔 1 根、黃椒 1 個、菠菜 10 株

調味料

鹽、白糖、香油、白醋

做法

1. 菠菜切段。胡蘿蔔和黃椒切細絲。
2. 所有調味料混勻成醬汁。
3. 鍋中水燒開後,分別將白菜葉、胡蘿蔔絲、菠菜燙熟,撈出備用。
4. 將一張張白菜葉攤開,放入適量胡蘿蔔絲、菠菜段、黃椒絲,捲起後,再切成 3～4 公分的小段。
5. 將白菜菠菜卷放到盤上,再淋醬汁即可。

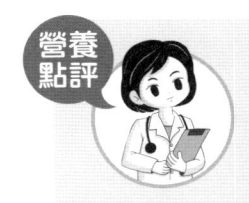

營養點評

綠色菠菜、白菜葉、黃色甜椒和橙色胡蘿蔔,不僅色彩鮮豔、激發食慾,還富含膳食纖維、維生素 C 和植化素。植化素具有多種功能,如抗氧化、提升免疫力、降膽固醇、抗衰老等,具有強化健康和預防慢性疾病的作用。

八寶冬瓜盅

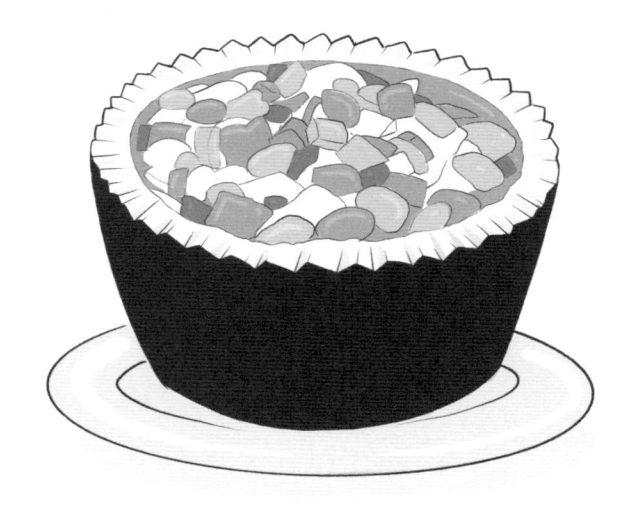

材料

　　冬瓜 1 個（約 3 公斤），雞胸肉 150 克，豬瘦肉 100 克，蝦子、火腿、筍乾、鮮香菇各 50 克，乾干貝、乾蓮子各 25 克

調味料

　　鹽、胡椒粉

做法

1. 將整個冬瓜洗淨瀝乾,把上端切開當蓋子,挖去中間的瓜肉,並切掉蒂頭。
2. 豬瘦肉、雞胸肉、火腿均切小丁;蝦子從中間片開,去除腸泥;鮮香菇切小塊,筍乾切小片;干貝泡發,撕小塊;蓮子泡發,去芯。
3. 雞丁、豬肉丁、筍乾分別在沸水中先汆燙一下,再撈出備用。
4. 取大碗一個,放入蓮子以外的所有食材,加鹽、胡椒粉、適量清水,放到大火上蒸 1 小時至肉質軟嫩。
5. 將蒸好的料倒入冬瓜盅裡,加入蓮子,放到蒸鍋上以大火再蒸 25 分鐘,將冬瓜蒸熟即可。

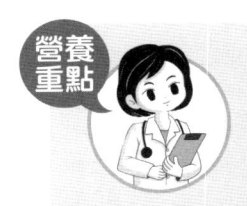

營養重點

八寶冬瓜盅無論是食材多樣性、口味搭配,還是烹調後的口感,都是很適合長輩的一道菜。冬瓜既為食材又為容器,蒸過之後細緻清香,少油開胃,利尿祛暑。雞肉、豬肉、蝦、干貝、火腿提供了豐富的蛋白質;筍乾、香菇富含維生素 B 與膳食纖維。

牛奶芒果燉蛋

材料

雞蛋 2 顆、牛奶 250 毫升、芒果 1 個、杏仁 10 粒

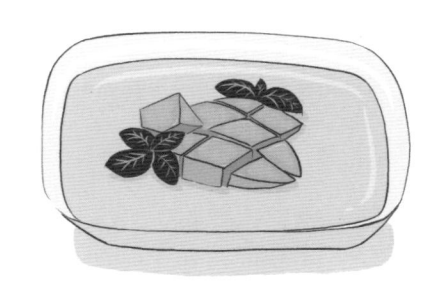

調味料

白糖

做法

1. 雞蛋打成蛋液，加少許白糖，打勻後放 3 分鐘，讓糖充分溶解。芒果去皮去核，切小丁。
2. 將牛奶倒入蛋液中，同方向攪拌均勻後，再靜置 3 分鐘，讓兩種液體混合均勻。
3. 用篩網將牛奶蛋液過濾後，慢慢倒入碗中，再蓋上耐熱保鮮膜，用牙籤戳幾個小孔。
4. 鍋下冷水，把碗放到蒸鍋裡，蓋上蓋子，中火蒸 15 分鐘後，撕下保鮮膜，將芒果丁、杏仁放入碗中即可。

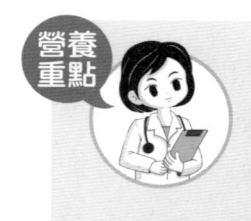

營養重點

牛奶芒果燉蛋是一道甜品，卻能夠攝取到優質蛋白。雞蛋是天然食材中，最容易取得、營養價值也高的蛋白質，蛋黃中含有豐富的不飽和脂肪、卵磷脂等營養。這道甜品的做法簡單，口感嫩軟，也可以再搭配 1～2 種主食和蔬菜，當成早餐來享用。

PART 4

抗衰防跌這樣動！
提升活力的安全運動

隨著年齡的增長，越需要保持與外界的交流。
規律的活動不僅能增強肌力、柔軟性、平衡感，
也有助於維持行走的穩定性和靈活度，降低跌倒風險。
每個人的體能狀態不同，請從適合自己的項目開始，
例如：散步、慢跑、太極拳等，都是和緩有效的活動，
先培養活動的習慣，再循序漸進增加強度。

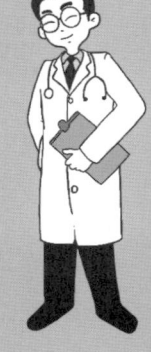

掃 QR code 聽書

01 多動多健康，打造高品質老後生活

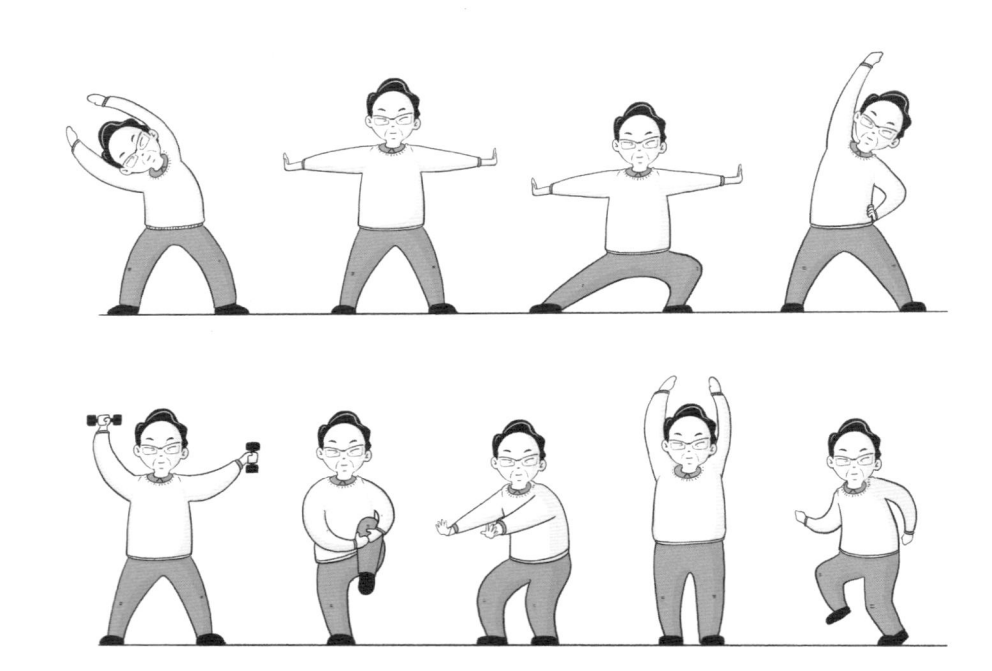

「運動」是最好的保健品

　　當我們運動時，身體會消耗更多能量，心跳和呼吸加快，血液循環和新陳代謝更順暢，身體也會感覺溫暖起來，這些變化都有益健康。不過，運動不能只做單一項目，最好可以兼顧五個重點：心肺耐力、肌力、柔軟度、

平衡感和協調性。這樣才能讓身體更有力、更穩定，也比較不容易跌倒。

為什麼年紀越大越要運動？

運動不僅有助於預防跌倒，也能夠維持骨骼健康，並減緩身體衰退的速度。尤其是在進入老年階段後，如果久坐不動，心血管疾病、癌症和糖尿病的發病率都會提高，身體機能也會下降得更快。請盡可能維持規律的運動習慣，如果說之前沒有運動的習慣、或身體狀態不適合做劇烈的運動，也可以先從和緩的活動開始。

適合自己的，就是好運動

每個人的體能狀態，適合的運動強度都不同。和緩的瑜伽或太極拳強度低，但對於平常完全沒有活動的人來說，可能已經是中強度的運動。進入高齡後，運動的形式仍然建議著重平衡，除了有氧和肌力運動，也要增加練習平衡感、柔軟度的運動，建議從短時間、輕鬆的活動開始，逐漸增加運動的頻率、強度和時間。我們也很推薦大家參加社區等舉辦的集體運動，例如廣場舞、健身操等，除了活動身體，也能拓展與外界的交流。此外，現在也有許多提供樂齡運動諮詢的健身房、健康中心、物理治療師等，不妨詢問專家意見來安排運動。

02 抗衰防跌，先從「動起來」開始

　　無論幾歲的高齡者，都建議持之以恆地運動，最好養成每天活動身體的習慣。進入老年階段後，維持長時間固定規律的運動，會比追求運動強度來得更重要。

運動前請先進行健康評估

　　如果是患有慢性疾病，或是因為疾病影響活動能力的人，建議在開始運動前，先到醫院進行健康和體能狀態的評估。除了向醫生、物理治療師說明病情和用藥情況，也可以詢問適合自己的運動方法，並且定期回診檢查。

盡可能增加活動的機會

　　日常中能夠活動身體的形式有很多，像是工作上的勞動、外出時走動、做家事等，甚至一些休閒娛樂的運動，都能夠讓我們動一動身體。但除了多動以外，運動最好能兼顧五個層面：耐力、肌力、柔軟度、平衡感和協調性，同時也要考慮個人的興趣、做得到的程度，以及安全性。

舉例來說，可以在運動前暖身時，加入提升柔軟度或協調性的動作；或是在散步的時候，加入手腳一起動的體操動作，讓全身都動起來。

依照體能狀態調整運動量

高齡者運動的強度、時間、頻率，都必須要以自己的體能為基礎，量力而為、循序漸進，並且隨時依照自身的狀況調整。如果本身的體能不太好，或是適應能力慢，不要著急，適當放慢運動的速度，給自己充足的緩衝時間。隨著年紀增長，敏銳度或記憶力都會下降，所以最好選擇自己熟悉或感興趣的運動，並透過反覆練習，慢慢掌握動作的要領。也可以找專業人士諮詢，了解過度運動時可能出現的症狀，以掌握自身狀態、確保安全的運動環境。

透過團體活動增加動力

高齡者很適合參加團體運動，除了活動身體之外，也能夠在團隊中發揮自己的角色。除此之外，也很鼓勵自主性開始的運動，如果可以為自己的運動做規劃、紀錄，也會更容易持續下去。

03 最適合高齡長輩的運動類型

接下來要推薦幾個適合高齡者從事的運動。一般來說，建議以能夠活動到多關節、多肌肉群的全面性運動為主，例如快走、游泳等，但須避免突然進行強度大，或者速度過快的激烈運動。

❶ 散步

散步是最適合長者的活動方式，不僅安全，好處也很多，可以活絡筋骨、增強心肺功能、改善血液循環，還能提高睡眠品質。而且無論在公園、步道、路邊都可以散步，比較沒有場地限制。散步時也可以一邊前後甩甩雙手、抖抖腿，做些簡單的動作增加運動效果。

❷ 廣場舞

很多公園、運動中心都有開設廣場舞的課程，深受中高齡族群的喜愛。廣場舞最大的優點，就是大家可以聚在一起聊天、運動，不但能夠充分活動身體，也可以讓心情更愉悅，在音樂和運動中放鬆，促進身心的健康。

❸ 慢跑

以中高齡族群來說，慢跑會比快跑更安全。慢跑不僅能夠消耗熱量，促進血液循環，也對預防心腦血管疾病、脂肪肝等很有幫助。但在運動時也要注意身體狀況，如果出現任何不適感，建議先停下來休息，避免運動傷害。每次慢跑的時間不宜太長，大約半小時即可。

❹ 太極拳

太極拳是一項傳統的保健運動，不僅可以活動到全身、強化肌力，也能夠有效提升平衡感。研究發現，常練太極拳的長者，跌倒機率幾乎減少一半，是一項非常適合長期從事的溫和運動。

❺ 游泳

游泳是一項適合中高齡的全身性運動。游泳時水的浮力會減輕關節壓力，能夠活動得更順暢。游泳也可以增強肌肉的力量。不過，如果是患有嚴重心肺疾病或傳染疾病的人，必須經過醫生同意才能下水。游泳時請隨時留意體力，並選擇有救生員等，環境安全的泳池。

❻ 球類運動

球類運動有很多種類型，包含乒乓球、羽毛球、網球、撞球和高爾夫球等，請依照個人的體能狀態和興趣做選擇。但要特別注意的是，不論從事什麼運動，都請務必做好暖身，並且避免在過程中太過激烈，尤其是在競賽的情況下，很有可能為了與對手較勁而受傷。

04 缺一不可的「全效運動」

當年紀逐漸增長,即使沒有特別的疾病,身體也會漸漸感覺不如從前,像是動作變得不靈活、肌力變弱、平衡感也下降,而這些,正是造成跌倒或行動不便的常見原因。為了維持老後的生活品質、降低臥床的風險,我們更需要針對這些容易退化的功能,進行不同類型的運動訓練,才能真正發揮全面性的抗衰效果。

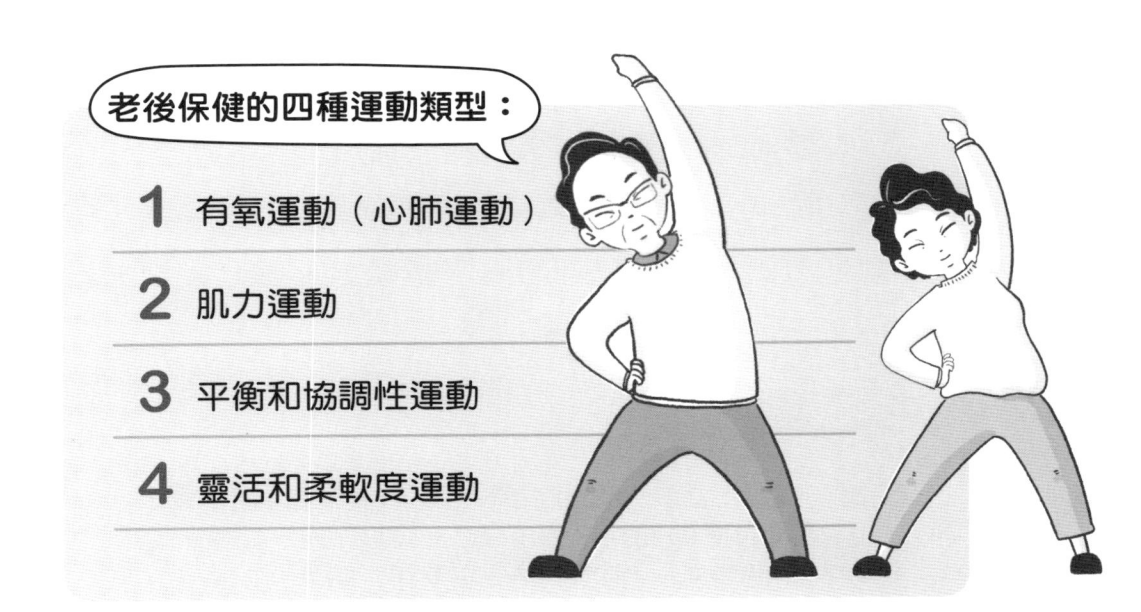

老後保健的四種運動類型:

1 有氧運動(心肺運動)
2 肌力運動
3 平衡和協調性運動
4 靈活和柔軟度運動

有氧運動（心肺運動）

有氧運動可以透過持續一段時間和形式的活動，來增加心率和呼吸頻率，改善呼吸與循環功能，調節新陳代謝，不但有助於控制體重，也能夠預防或延緩心血管疾病、糖尿病等疾病。根據高齡者的年齡、性別和興趣不同，可以選擇步行、慢跑、跳舞、騎腳踏車或游泳等運動；也可以多做一些日常的體力活動，例如做家事、逛街購物、園藝或郊遊等。

建議老年人每週運動 5～7 天，每天總計活動時間約 30 分鐘，每次最少 10 分鐘。若運動強度較小，可以運動久一點；強度較大，則縮短時間。每天大約消耗 100～200 大卡的熱量。中等強度的運動，可以從感覺心跳加快、呼吸變急、身體變熱來判斷，此時的心律，大約是最大心率的 60%～75%。剛開始運動的長者，建議逐步增加運動量，例如在安靜時的心率基礎上，每分鐘增加約 20～30 下。

建議運動

走路、慢跑、跳舞、騎自行車、游泳等。選擇喜歡或能力範圍內的運動即可，每次 30～60 分鐘，如果無法一次長時間運動，可以改成分次進行，每次 10 分鐘，運動到呼吸變快、開始有點流汗的程度。

注意事項

　　有氧運動雖然會讓心跳變快，但不應該有頭暈、眼花或胸痛的現象，儘管呼吸變快，也不會喘到影響說話的程度，如果有以上不舒服的症狀，請先停止運動。此外，運動的強度也要根據個人的健康狀況、氣候、環境調整。當感冒或者身體不舒服時，請不要勉強運動；從事戶外的運動時，也要避開寒冷、酷熱或空氣污染嚴重的時段。

　　運動前要先做 5～10 分鐘的暖身動作，運動後也要做 5～10 分鐘的放鬆和伸展動作。運動期間請記得補充足量的水分，並攜帶一些含糖的零食或飲品，如果感覺血糖降低時可以適量補充。

　　運動時請選擇安全的路線或器材，根據氣溫選擇合適的衣物，也要注意鞋的舒適性。騎自行車，或是進行比較容易跌倒的運動時，也可以佩戴安全帽、護膝和護肘等來保護。

　　此外，如果平常有在服用高血壓或心血管藥物、心率略快的人，因為不能用心率來判斷運動強度，可以運動到自己感覺有些累的程度即可。

肌力運動

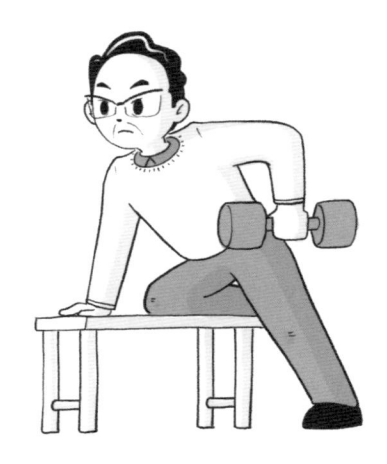

　　肌力運動可以強化肌肉和骨骼，延緩肌力衰退和骨質疏鬆，也可以促進新陳代謝，控制體重，改善血糖，是許多人容易忽略、卻與抗衰老息息相關的重要運動。肌力運動主要訓練的是大肌群，建議每週至少 2 次。同樣也是要根據個人狀態調整，運動要循序漸進，必要時請向專業的運動指導員諮詢。

　　在一般身體狀態健康的情況下，建議可以使用啞鈴、充滿水的瓶子、沙袋、彈力帶、拉力器等，進行簡單的居家肌力訓練。如果是年紀較長，或是有骨質疏鬆症的長者，可以先以彈力帶輔助，進行簡單的腰背肌、腹肌、臀肌和四肢肌肉運動。此外，如果是體力較差的人，也可以先從上下樓梯開始，以簡單的動作找回一定的肌力。

建議運動

深蹲、舉水壺、原地踏步、抬腳爬樓梯等，都是很適合沒有運動習慣的中高齡族群，能夠輕鬆開始的肌力練習。建議每週至少做 2 次，動到稍微有點疲累的程度。不過，對於有運動習慣的人，這些運動的強度略低，建議增加運動頻率和時間，或是找專業的運動諮詢師規劃更適合自己的運動菜單。

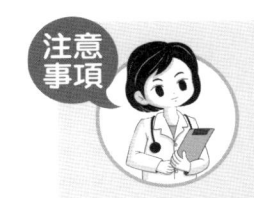

注意事項

進行肌力運動時，呼吸的方式很重要。在肌肉放鬆時吸氣，肌肉用力時吐氣，運動中必須要保持正常呼吸、避免憋氣之外，也要留意不能過度用力，以免造成運動傷害。

運動過程中的肌肉痠痛，或是運動後感到有些疲勞，都屬於正常的狀態，但不應該出現疼痛的狀況。如果疲憊感遲遲無法消除，或是感覺到關節或肌肉局部異常疼痛（拉傷），請降低運動強度或適當休息，並在必要時諮詢醫生。

如果有動過關節手術等，請先諮詢醫生或物理治療師，在安全的範圍內進行運動。因為高齡族群容易有骨質疏鬆症或關節問題，不建議自行做較激烈的跳繩、跳高或舉重等運動，請在專業運動指導員的指導下進行。

平衡和協調性運動

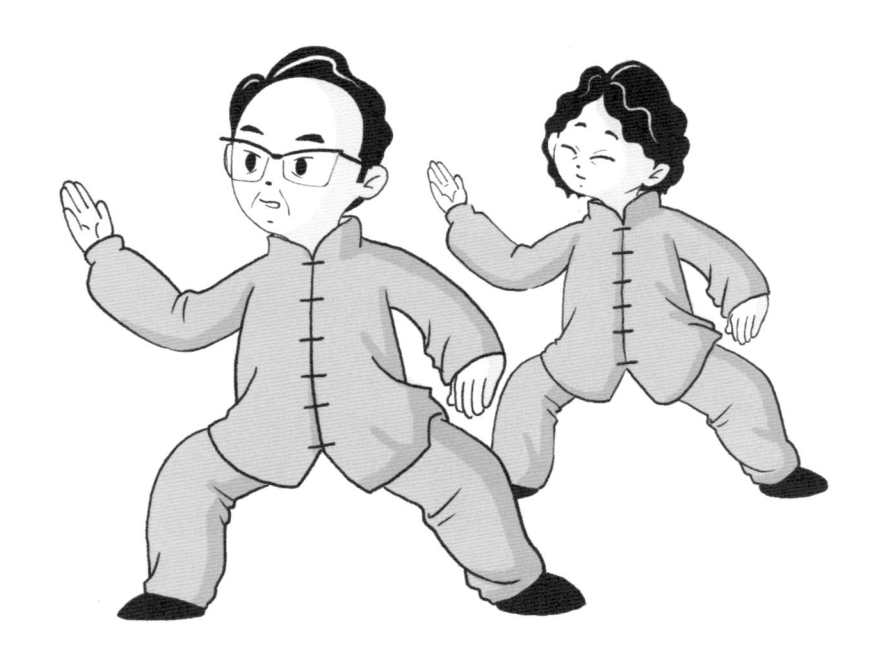

　　高齡長輩除了加強肌力，增強動作協調性與身體平衡能力也很重要，這樣能夠有效預防跌倒，降低因為日常活動而跌倒骨折的風險。

　　有很多簡單的動作可以用來練習平衡和協調性，而且不受時間與地點限制，像是單腳站立、踮腳走路、變換方向行走，以及不靠支撐就蹲下起立，或從椅子上坐起等，透過變化姿勢的方式也能夠達到作用，都是很實用的練習方式。除此之外，很多舞蹈、體操或太極拳等運動，也都有助於提升平衡感與協調能力。

建議動作

不握扶手爬樓梯、單腳抬膝站立、跨大步走路等,多在日常活動中加入這些動作,不僅可以訓練平衡感和身體的協調性,也有助於和緩地增加肌力。許多動作都具有多樣化的功能,適當結合不同的動作,就可以達到全效的訓練,也能夠增加變化性,動得健康又動得開心。

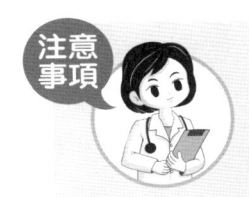

注意事項

在練習平衡和身體協調性的動作中,有很多會需要改變姿勢,記得不要操之過急、變換得太快,以免突然快速站起造成低血壓,或是因為身體不穩而跌倒。建議剛開始在做這些動作時,如果平衡感不好,可以先借助桌椅、牆壁,或是他人的輔助,在安全的環境下循序漸進練習,等進步到能夠自行安全進行後,再逐漸減少外部的幫助。

靈活和柔軟度運動

透過屈曲與伸展等動作，來增加關節的靈活度和柔軟度，這不僅有助於維持手腳與腰背的彈性和活動範圍，減緩痠痛、僵硬等問題，也能夠讓我們在做日常動作時更順暢，提升生活品質與自理能力。運動前後進行柔軟度的動作，也能夠降低從事劇烈運動時受傷的風險。

在運動後，可以進行關節的屈曲與伸展練習；建議每週安排至少 3 次柔軟度運動，每次持續至少 15 分鐘，如果當天沒有做其他運動，要先讓身體暖和起來再進行。可以做讓手、腳、肩膀、臀部與關節充分活動的練習，例如舞蹈、體操、太極拳等。除了運動之外，多做日常家務活動身體，也有促進關節柔軟度的效果。

像是太極拳這種傳統運動，因為動作和緩、節奏穩定，講求身心與呼吸的配合，不僅能提升肢體的靈活性，也有助於調節神經系統、促進身心平衡，是一組特別適合長者選擇並投入練習的運動。

> **建議動作**
>
> 除了太極拳、舞蹈之外，溫和的瑜伽、毛巾操、弓箭步等伸展動作，也有助於提升身體的靈活度和柔軟度。請依照自己的身體狀態進行，可以運動至感覺有伸展到，但不會疼痛的程度。

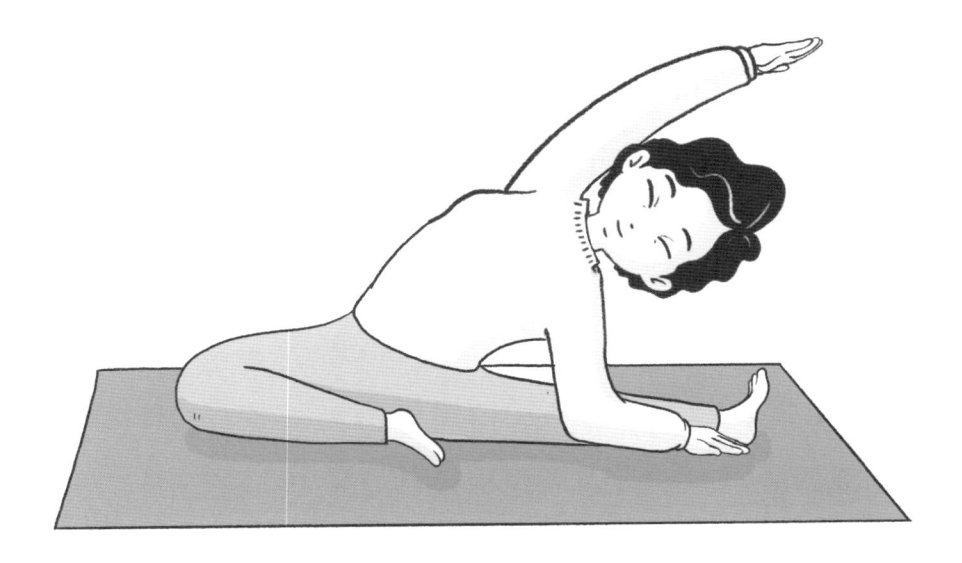

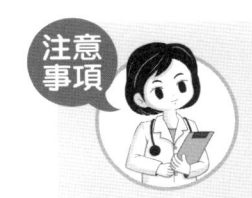

PART 4 抗衰防跌這樣動！提升活力的安全運動

注意事項

請盡量維持動作溫和、緩慢，並在適度的活動範圍內進行，避免劇烈或快速變換動作。一開始柔軟度較差時，在屈伸關節時可能會有輕微不適感，但不會到疼痛的程度，若感覺到疼痛，請減少力量和活動範圍，或是先停止運動。

05 提高安全性的運動注意事項

運動要循序漸進

運動不能操之過急,應該有目標、有計畫、有步驟地進行,並且持之以恆,才能真正看到效果。

一開始建議從短時間、低強度開始,等身體逐漸適應後,再慢慢增加長度與強度。如果運動時覺得身體微熱、微微流汗,運動後感到輕鬆舒暢,食慾好又睡得好,就代表目前的運動量適當,可以繼續維持。動作安排也要循序漸進,從簡單到複雜、從緩慢到流暢,時間也可逐步拉長。每次運動前後都要記得做暖身與緩和動作,讓身體能從靜轉動、從動轉靜,達到更好的效果。

運動要持之以恆

想要讓運動發揮真正的效果,最重要的就是「持之以恆」,千萬不能三天打魚、兩天曬網。最好能每天固定運動,每次運動大約半小時;如果無法天天進行,每週至少也要有 3 次的運動時間。只要能夠養成規律運動的習慣,

並掌握適合自己的運動量,就能慢慢感受到身體變得更健康、更有活力。

維持適當的運動量

如果運動後出現頭痛、胸悶、心跳不整,或是覺得沒胃口、睡不好,甚至感到特別疲倦、提不起勁繼續運動,這些都可能是運動量過大的警訊。遇到這種情況,可以試著調整運動的強度和時間,讓身體有時間恢復,才不會越練越累,反而傷了健康。

氣候不佳時改在室內運動

適當的戶外運動有益身心健康,但如果遇到下雨、強風,或者天氣太熱等,氣候不佳的時候,建議先改以室內運動為主,比較安全,避免因為路面濕滑而滑倒,或者在酷暑下中暑等狀況,才能讓運動更安心持續下去。

06 增加平衡能力的居家動作

我們的身體機能會隨著年齡慢慢退化,因此,當平衡感逐漸變差,自然就會變得更容易跌倒,嚴重時甚至可能造成髖部、手腕或腰部的傷害。接下來,要向大家介紹幾個簡單的小動作,有助於提升平衡能力。若是年紀較大或體力較弱的長者,建議在家人或專業人員的陪同下練習,以確保安全。

❶ 金雞獨立

雙手放於胸前,掌手相對,一腿站立,另一腿彎曲抬起,睜眼或閉眼都可,盡量維持長時間站立。也可以兩腿輪流抬跳,每次 20 下,跳兩組,中間休息 30 秒,早晚各做一次(約 10 分鐘),有助訓練平衡和腿部力量。

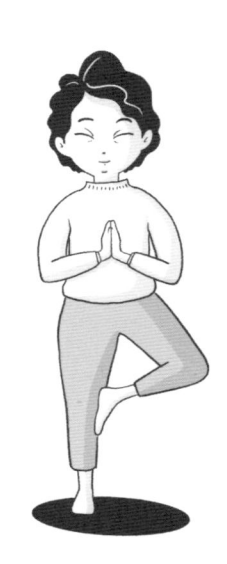

❷ 不倒翁練習

請挑選一把穩固的椅子,雙手握在椅背上,身體挺直站立。接著前後晃動身體,腳尖與腳跟輪流抬起、放下,反覆進行這個動作,可以增強腿力並控制重心。

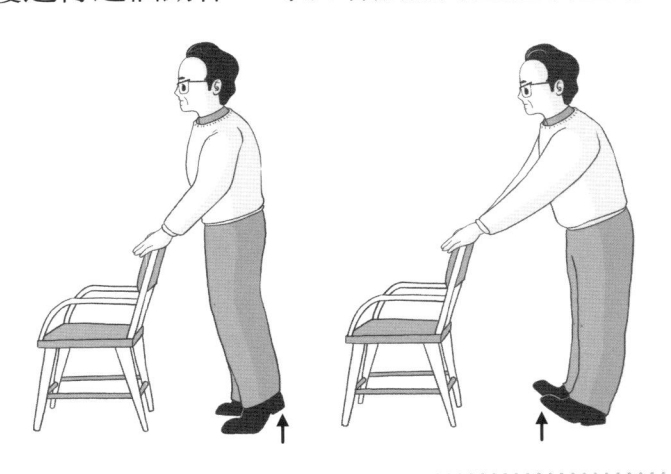

❸ 坐立練習

站在椅子前,反覆緩慢起立、坐下。如果這個動作太輕鬆,可以將一個紙盤放在頭頂上,儘量保持不掉落,以增強平衡能力。

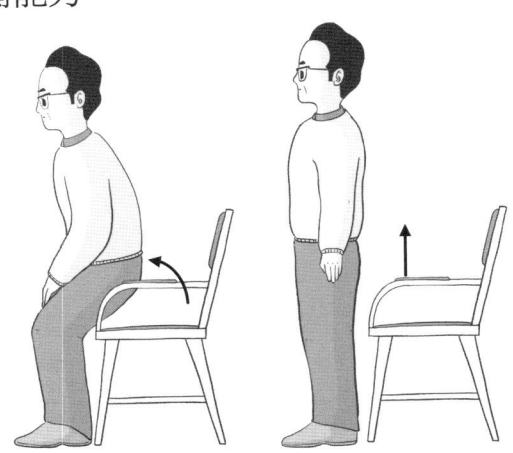

❹ 沿直線行走

在地上畫一條直線，走路時讓前腳的腳跟貼住後腳的腳尖，沿著直線慢慢前進，走 10～20 步後再轉身走回。可以在頭上放一個紙盤，走路時盡量不讓它掉下來，有助於訓練身體的穩定性和平衡感。

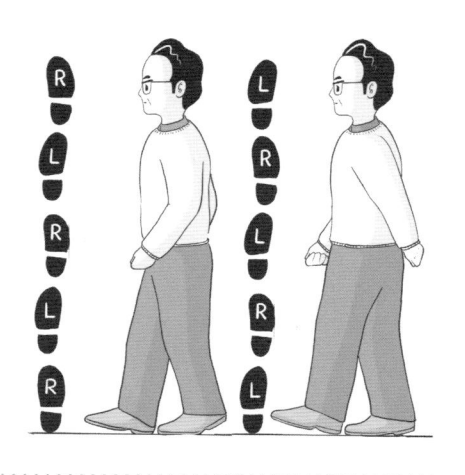

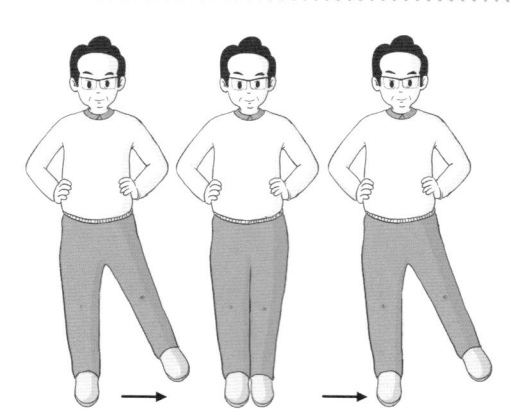

❺ 側身走

俗稱「螃蟹步」，顧名思義，就是像螃蟹一樣，左右來回橫向走動。

❻ 倒退走

選擇平坦安全的空地，一邊倒退走路，一邊儘量保持直線。

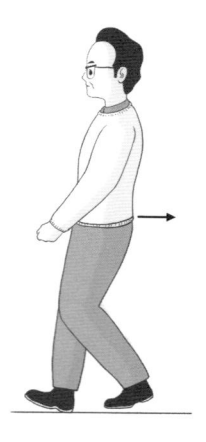

PART 5

打造安全環境！
預防跌倒的關鍵提醒

跌倒雖然可怕，但卻是可以預防的。
除了加強飲食和運動之外，
針對可能造成跌倒的原因做好防範，
像是穿著合腳鞋襪、調整照明、使用輔具等，
這些生活環境與習慣的簡單調整，
也能夠大幅降低跌倒發生的風險。

掃 QR code 聽書

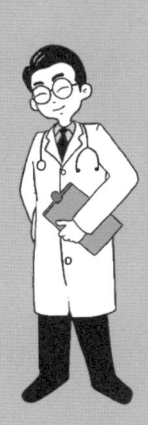

01 防跌倒，鞋子要選好

對高齡長輩來說，穿對鞋子對維持身體的穩定性非常重要。不合腳的鞋，很容易影響走路的平衡，增加跌倒風險。建議避免穿高跟鞋，或者完全平底、鞋底太軟或不防滑的鞋款。最好選擇尺寸合適、鞋底有防滑紋路、後跟微微墊高、鞋後幫包覆性好，並且材質穩固的鞋，走起路來更安全、更安心。

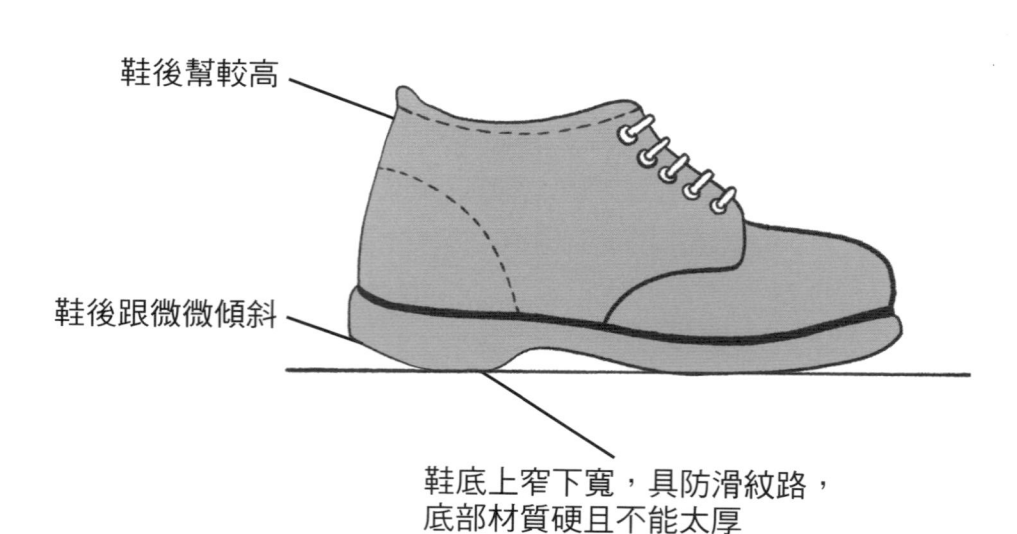

鞋後幫較高

鞋後跟微微傾斜

鞋底上窄下寬，具防滑紋路，底部材質硬且不能太厚

❶ 鞋跟略有高度

高跟鞋會讓身體重心往前傾，走路時容易失去平衡，增加跌倒的風險；而完全平底的鞋子穩定性也不好，容易在慌張或快速移動時踩不穩而跌倒，甚至可能傷到腳部的肌肉或韌帶。因此，建議長者選擇後跟略有高度的鞋子，鞋跟高度約 1.5～2 公分最為合適，不僅走起路來比較穩，也特別有助於罹患帕金森氏症的長者，在行走時能順利往前推進。

❷ 鞋底材質穩固

鞋底如果使用太厚、太軟的材質，雖然穿起來感覺舒服，卻會讓腳步不夠穩固，增加跌倒的風險。像是常見的軟底拖鞋，就很容易讓人在走路時踩不穩、滑倒。因此建議盡量避免穿鞋底過於柔軟的鞋款，以確保行走時的安全與穩定性。

❸ 鞋底具防滑功能

老年人特別擔心跌倒，尤其是下雨天，路面濕滑，更容易滑倒受傷。為了走路更安全，建議避免穿鞋底光滑的鞋子，改穿底部有紋路、具防滑效果的鞋款，可以有效降低跌倒的風險。

❹ 鞋後幫高度適中

較高的鞋後幫，能夠提供腳踝良好的支撐與包覆，有助於預防腳踝扭傷。對於穩定性較差的高齡者來說，鞋後幫有適當的高度與穩固性，走路時才會安全。不過，由於行走時仍需一定的緩衝空間來適應不平的地面，因此鞋後幫也不能完全固定住腳踝，請以行走時舒適、穩定為主。

❺ 鞋後跟稍微傾斜

相較於後跟垂直、沒有斜面的鞋款，鞋跟後端稍微傾斜的鞋子，更能夠增加與地面的接觸面積，有助於提升走路時的穩定性。

❻ 鞋底上窄下寬

現在市面上有很多長輩專用的健走鞋，鞋底的設計會從上往下逐漸變寬，以此增加與地面的接觸面積，讓穿鞋或走路時都能夠更加穩定。

注意事項

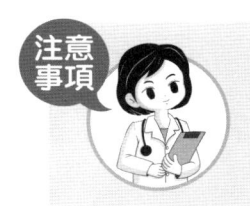

- 鞋襪一定要合腳。太緊的話，會壓迫腳的神經和血管，影響腳掌和腳趾的正常功能；太鬆的話，走路時容易滑落或打滑。兩者都容易造成跌倒。

- 在室內盡量不要穿拖鞋。拖鞋容易讓前腳掌先著地，使身體重心前傾、走路不穩。建議改穿貼合又舒適的室內鞋，會更安全。此外，請避免穿一次性拖鞋，因為它的材質過軟、鞋底過薄、過於寬鬆，非常容易跌到。

- 穿著方面，應選擇合身、不妨礙活動的衣褲，以保暖又能行動自如為原則。襪子則建議選擇柔軟、吸汗、透氣的材質。

PART 5　打造安全環境！預防跌倒的關鍵提醒

02 打造安心的「防跌環境」

　　跌倒是許多高齡者常見的問題，一旦跌倒，不只身體受傷，還可能影響自信心，變得不敢外出活動。久而久之，肌力流失、走路更不穩，反而更容易再次跌倒，進入惡性循環。

　　而根據統計，高齡者最常發生跌倒的地方，其實是在自己的家中。因此，防跌倒必須從日常做起，打造安全的居家環境非常重要，像是調整傢俱高度與擺放位置、移除容易絆倒的物品、保持地面防滑平整，在樓梯、廁所等處加裝扶手，並確保室內光線均勻不刺眼，都是預防跌倒的好方法。

　　接下來，我們將列出幾個居家安全檢查項目，請依照家中的環境作答，只要有一題回答「否」，就表示尚有調整的空間，可以參考提供的建議改善，住起來更安心。

地板

1	地毯或地墊是否平放,無皺褶,邊緣沒有捲起?	是／否
2	地墊下方是否有鋪防滑墊?	是／否
3	如果地上有液體,是否立即擦乾淨?	是／否
4	地板上是否淨空,沒有凌亂擺放很多物品?	是／否
5	地板上的電線是否妥善收起,不會踩到?	是／否
6	地板或地磚是否有防滑作用?	是／否

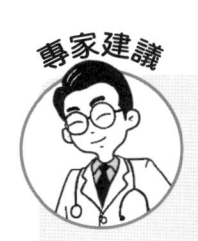

專家建議

地板建議使用防滑材質,並保持乾燥清潔,有水漬時要立刻擦乾。盡量不要使用小塊地毯,或是務必鋪得平整、狀況良好。鬆動的地墊應移除,或牢牢固定在地面,並加貼防滑墊,避免絆倒。

照明

1	室內燈光是否足夠明亮？	是／否
2	樓梯間的燈光是否明亮？	是／否
3	電燈開關是否顯眼、好操作？	是／否
4	在床上是否可以伸手就開燈？	是／否
5	存放藥物的地方是否夠亮？	是／否

專家建議

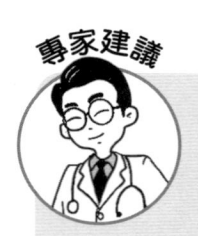

所有房間、通道和樓梯都應該有足夠明亮的照明。床邊要設置開關或桌燈，方便晚上起來時能隨手開燈。走廊、廁所或陰暗角落可加裝小夜燈，提升安全性。避免使用彩燈或光線強烈對比、顏色太鮮豔的燈光。

樓梯

1	樓梯的邊緣是否能看得清楚？	是／否
2	樓梯間的燈光是否足夠明亮？	是／否
3	樓梯上下是否都有電燈開關？	是／否
4	樓梯邊緣是否安裝止滑條？	是／否
5	樓梯表面是否平整、沒有龜裂或坑洞？	是／否
6	樓梯是否裝有牢固的扶手？	是／否
7	摺疊梯和墊腳凳是否穩固，且梯腳裝有防滑套？	是／否

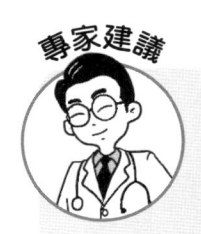

專家建議

樓梯間需要足夠明亮的照明，建議裝設聲控燈或感應燈，方便夜間使用。樓梯至少要有一側扶手，若能兩側都有更好。家中常用的物品，應放在容易拿取的高度，盡量避免登高取物，最好不使用梯子，以免發生意外。

衛浴

1	浴室是否沒有浴缸？	是／否
2	盥洗用品是否容易拿取，不用彎腰或手伸很長？	是／否
3	是否不用扶龍頭或毛巾架，就能進出衛浴空間？	是／否
4	衛浴空間內是否有椅子或扶手？	是／否
5	如廁時，是否能夠輕鬆坐下和站起？	是／否
6	衛浴空間的門檻，是否不用跨大步就能越過？	是／否

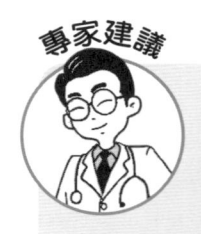

專家建議

建議不要使用浴缸，以免進出時滑倒。對於高齡者、曾經跌倒或體力較弱的人，可配備沐浴椅，提升安全性。地面應鋪設防滑地磚，並在淋浴區加貼防滑條。所有需要支撐的地方都應加裝扶手。洗髮乳、肥皂等物品放在順手的位置，不要太高或太低，以免彎腰或伸手時失去平衡。

客廳

1	是否可以輕鬆從沙發或椅子上站起來？	是／否
2	走道上是否淨空，沒有電線、小傢俱和雜物？	是／否
3	傢俱擺放位置是否順手，手不用伸太遠或彎腰？	是／否

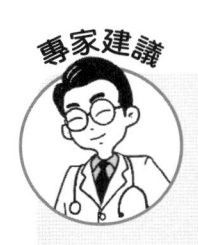

專家建議

椅子最好選擇符合身高、並有穩固扶手的款式，方便坐下和站起。走道上避免放置電線、電風扇、除濕機等雜物，以免不小心絆倒。容易鬆動的小地毯建議移除，或加上防滑墊固定，確保行走安全。

廚房

1	常用廚具位置是否順手,不用攀爬彎腰就能拿?	是/否
2	廚房的燈光是否足夠明亮?	是/否
3	廚房中有水漬或液體時,是否隨時擦乾?	是/否
4	廚房中是否有良好的通風設備?	是/否

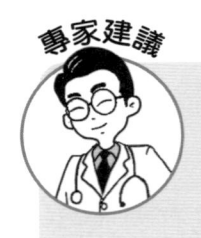

專家建議

　　廚房要經常整理,讓常用的物品更容易拿取,也推薦放一台置物推車,搬餐具或食材時更省力方便。建議安裝抽油煙機或排氣扇,保持空氣流通。如果需要拿取高處物品,最好請人協助,避免自行攀爬。地面水漬盡可能隨時擦乾,做完菜也要及時清理,保持地面乾燥,預防滑倒。

臥室

1	下床前,是否有辦法先開燈?	是/否
2	上下床的動作是否順暢?	是/否
3	臥室內是否有電話或手機?	是/否
4	充電器、電話線是否妥善收好?	是/否
5	床罩是否用綁繩固定?	是/否
6	若有助行器,是否放在下床前就能拿到的地方?	是/否

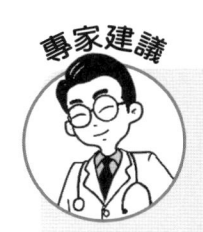

專家建議

　　床的其中一側最好靠牆或設有扶手,上下床時才更穩定、安全。床邊建議裝設燈光開關或夜燈,並備有手電筒以備不時之需。臥室地板最好保持整潔,避免放置雜物;鬆動的電線也要固定好。眼鏡、手機、遙控器等,建議放在床頭櫃上,方便隨手拿取。床的高度適中,床墊選擇較硬的款式,方便長者上下床。

PART 5　打造安全環境!預防跌倒的關鍵提醒

03 培養安全的「防跌習慣」

減少跌倒風險的日常習慣

衰老是自然的生理變化,除了維持良好的飲食、運動等健康作息,每個人也都應該以正向的心態面對老化,並順應身體狀況,適時調整生活習慣,不勉強自己做危險的行為,才能夠生活得更加安心、自在:

- 日常動作放慢速度,不要急著轉頭、起身、蹲下、開門或上廁所。
- 如果行動不方便,應主動使用助行器等輔具。
- 避免站著穿褲子,或者攀高取物。
- 不從事劇烈運動,避免走陡峭的斜坡或台階,上下樓應使用扶手。
- 走路慢行,步態穩定,避免提重物。
- 睡醒時,起身、下床不要太快。
- 睡前少喝水,避免半夜頻尿。晚上床邊可準備小便器。

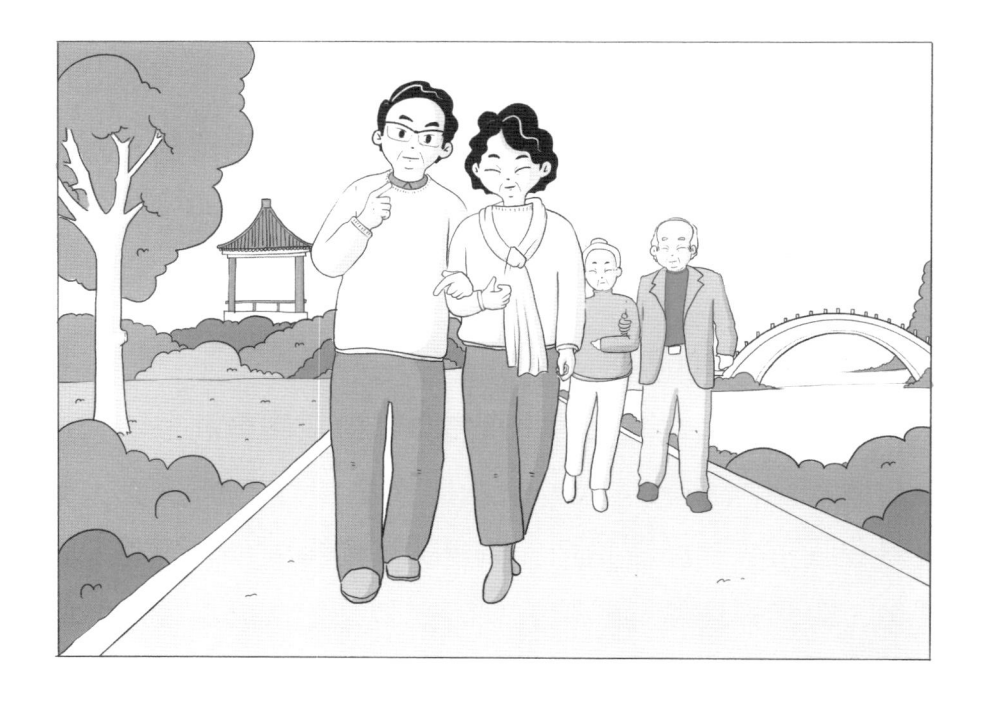

PART 5 打造安全環境！預防跌倒的關鍵提醒

- 不建議單獨在他人看不到的地方活動。
- 常用物品放在容易拿取的位置，避免爬高。
- 起床時遵循「3 個半分鐘」原則：醒來後先躺半分鐘、起身坐起半分鐘、雙腳下床後坐半分鐘，之後再站起。
- 避免久坐或長時間滑手機。
- 盡可能不在通勤尖峰，或者人潮擁擠的時段出門。

洗澡是跌倒的「高危險」時段

老年人洗澡時很容易發生意外，例如絆到門檻、踩到濕滑地面、久站重心不穩等，所以應該格外小心。高齡、體力衰弱或患有慢性病的老年人，洗澡時建議有人陪同。

泡澡時間不宜過長

長時間浸泡在熱水中，身體表面的皮膚會因為血管擴張，血流量增多。這樣一來，血液集中在身體表面，就會導致腦組織的血流量相對減少。高齡者大多有動脈血管硬化、血管彈性減弱的狀況，因此調節血液循環的功能較差，長時間泡澡容易頭暈眼花，嚴重的話還可能突然暈厥而跌倒。

飯後不要立即洗澡

進食之後，由於胃腸黏膜的小血管擴張，血液分布集中在胃腸，導致腦部血流減少，因此容易感到倦怠、想睡。如果此時立即洗澡，表皮血管同樣擴張，腦部血液循環就會再更下降，更容易引發暈厥。對患有心腦血管疾病的老年人來說，甚至可能誘發腦血管意外。因此，建議高齡者飯後至少 1 小時再洗澡，如果要泡熱水澡，可以先喝一杯溫開水維持血液循環。

避免空腹時洗澡

洗澡，尤其是泡澡時，因為熱度的影響，全身體表血管會擴張，血液循環加速，促進體內的新陳代謝。然而，老年人在空腹、飢餓時洗澡，有可能因為出汗過多，引起血糖及血壓降低，出現頭暈、心悸、四肢無力等情況，嚴重的話也有可能因此跌倒而發生意外。

洗澡時不要鎖門

高齡者的手腳不靈活，行動遲緩，反應較慢，因此在浴室洗澡時很容易摔倒或暈厥。如果浴室的門鎖住，發生意外時即使呼救，也不能及時得到救助。

慢性病患者不宜單獨洗澡

患有高血壓、冠心病、血脂異常、頸椎病或糖尿病等疾病的老年人，在洗澡時較容易發生意外。因此，建議最好有人陪同協助，以確保安全。

安心出門的良好習慣

　　老年人應增強防跌倒意識，外出時注意周圍環境及公共場所中的潛在危險因素，例如：

- 留意地面是否濕滑、坑窪不平，是否有臺階、坡道或障礙物，盡量選擇無障礙、乾燥、光線良好的路線。
- 上下臺階、起身、乘坐交通工具或搭乘電扶梯時，看清路況、站穩扶好，放慢速度，避免忙中出錯。
- 運動或出門時，根據身體狀況適時休息，避免因體力下降而增加跌倒風險。
- 出門前關注天氣預報，遇到熱暑、下雨、強風或沙塵等惡劣天氣，盡量避免外出。
- 外出時隨身攜帶緊急聯絡資訊和手機，以備不時之需。
- 避免前往人多擁擠的場所。
- 搭乘交通工具時，等車輛完全停穩再上下車。
- 夜間儘量減少外出，如需外出，應攜帶照明工具。

04 善用輔具，增加健康活動力！

使用輔具能幫助老年人提升活動能力，降低跌倒風險，或在跌倒時減輕身體傷害。常見的輔具包括行走輔助器、眼鏡、髖關節保護器及其他身體輔助用具等。

拐杖或其他行走輔具

通常會建議老年人使用行走輔具，作為增強行走能力及預防跌倒的措施之一。由於高齡者的行動較緩慢、反應較遲鈍，為了預防突然眩暈而跌倒，最好隨身攜帶一根拐杖，不僅可以分擔關節承受的身體重量，還能在遇到突發眩暈時，協助維持站立穩定，降低跌倒風險。

若老年人因衰弱、平衡能力不足，或因手術後、偏癱、關節炎等情況，僅靠拐杖已無法保障行走安全，則需改用其他行走輔具。

行走輔具能分擔上半身部分重量，減輕膝關節等下肢關節的負擔，緩解因承重引起的疼痛。同時，使用行走輔具也有助於提醒來車主動禮讓，進一步提升老年人外出的安全性。

請專家協助挑選

購買行走輔具之前,建議先請專業醫生或物理治療師,針對老年人的步態、肌力、平衡能力和疼痛情況等各方面評估,再推薦適合的輔具。因為每個人的狀態不同,不鼓勵自行購買或租借輔具。

需要輔助的情況

除了體能衰退、不良於行的老年人,如果患有關節炎、下半身骨折剛復原,或是做完人工關節置換手術,身體的重量可能會帶給腳太多負荷,也建議使用輔具幫助行走。此外,如果行走時雙腳會感到疼痛、腿部肌力和控制能力衰退、重心不穩、呼吸短促、視力下降的高齡長者,也建議使用輔具。

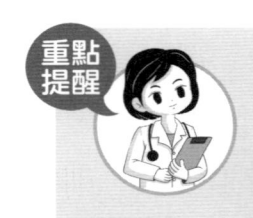

> **重點提醒**
>
> 行走輔具的種類很多,功能各有差異,包含重量、把手設計、長度也各不相同,若選擇或使用不當,反而可能增加跌倒風險,因此應該在專業人士指導下選購,並學習正確使用方法。初次使用時,需多練習到順手的程度,並由家人或照護者在旁協助保護。走路時要放慢速度,眼睛直視前方。無論在室內或室外行走,都盡量選擇平坦、乾燥且潔淨的路面,以提高行走安全。

拐杖

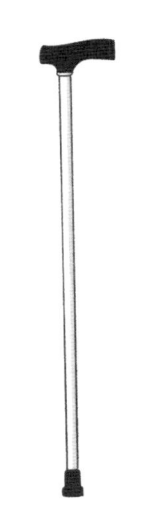

單拐
（材質多為木頭或金屬）

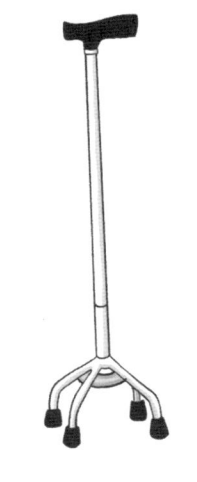

四腳拐
（尖端分為四腳）

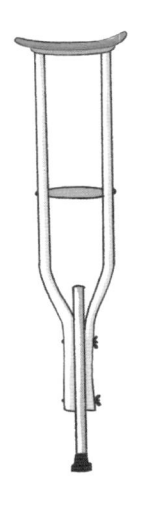

腋下拐杖
（夾在腋下，用手控制）

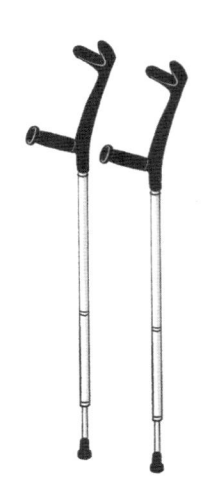

前臂拐杖
（用手和前臂控制）

PART 5 打造安全環境！預防跌倒的關鍵提醒

助行器

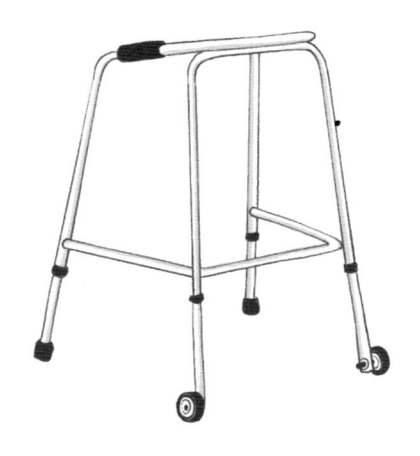

輪式助行器
（裝有小腳輪，可以用手推動前移）

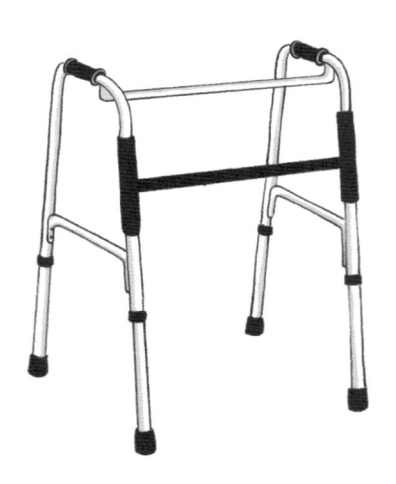

無輪助行器
（沒有輪子，每向前挪動一次，就往前一步）

輪椅

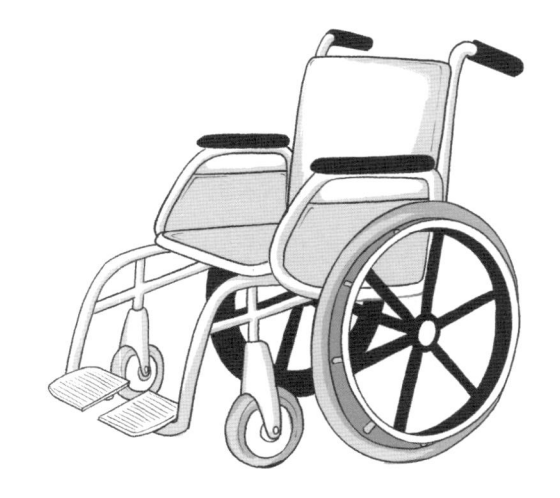

如果必須乘坐輪椅，通常是受傷，或是行動能力已經大幅衰退。在這樣的情況下，幾乎可以說是代步工具的輪椅選擇，就非常重要，必須考慮以下幾個重點：

❶ 座椅寬度

兩側各比臀部寬約 2.5 公分即可。如果座椅太寬，活動空間過大，反而容易因重心不穩而跌倒。

❷ 座椅深度

坐好後，膝關節會超過座椅前端約 5 公分，這樣站起來時會比較順暢。

❸ 扶手高度

建議輪椅兩側扶手的高度,略高於手肘關節約 2.5 公分,才能夠在起身時,提供良好的支撐。

輪椅上的正確坐姿:臀部靠緊椅背、上身挺直,雙腳自然下垂。若出現前傾、後仰或側歪等不正確姿勢,不僅容易疲勞,也會增加跌倒或滑落的風險。

使用輪椅的安全注意事項:使用輪椅時,建議善用各項安全保護裝置。無論何時,只要輪椅停下來,就要立即鎖住剎車,避免滑動。此外,也可搭配使用輪椅安全帶,幫助維持正確坐姿,進一步提升穩定性與安全性。

生活輔具

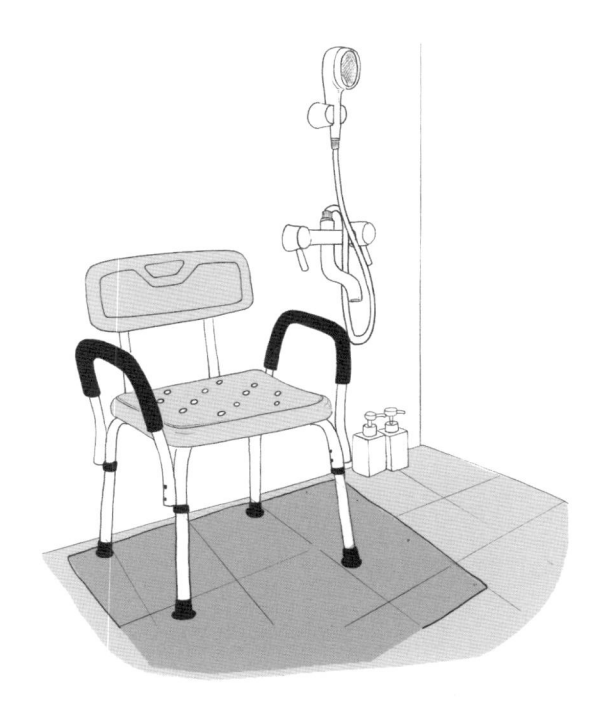

PART 5 打造安全環境！預防跌倒的關鍵提醒

　　除了行走輔具外，還有許多其他輔助器材，能夠協助高齡者更安全、便利地活動，並提升生活的獨立性。

　　常見的輔具包括：洗澡用的座椅與凳子、淋浴椅、無障礙扶手、防滑地墊、斜坡板、衛浴輔助設備，以及改良式餐具與烹調器具、加長鞋拔、伸縮取物器、家電遙控器、可升降椅、翻身輔助器等。

眼鏡

　　眼鏡雖然不是高齡者的專門輔具，但視力退化無疑是導致老年人跌倒的主要原因之一，因此，對多數老年人而言，有助於維持良好視線的眼鏡，也是生活中不可或缺的輔助工具。

- 建議定期（至少 2 年一次）到眼科就診，確保眼睛狀態，還有眼鏡的度數合宜。
- 視力不好的高齡者，建議隨時配戴眼鏡，並保持鏡片乾淨，使視野清晰。
- 避免在光線不佳的地方活動，在室內活動要開燈，夜間起床去廁所也要戴眼鏡。
- 若患有白內障或飛蚊症等眼部疾患，在戶外建議配戴太陽眼鏡和寬沿帽避光。
- 有些老花眼鏡具有變焦功能，但這樣物體的距離改變時就會變模糊，反而更容易跌倒。所以，建議隨身準備兩副眼鏡：一副看近，在閱讀時配戴；另一副看遠，在行走時使用。

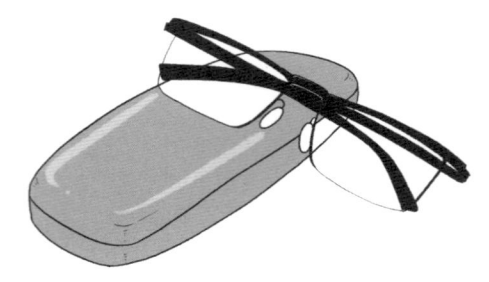

髖關節護具

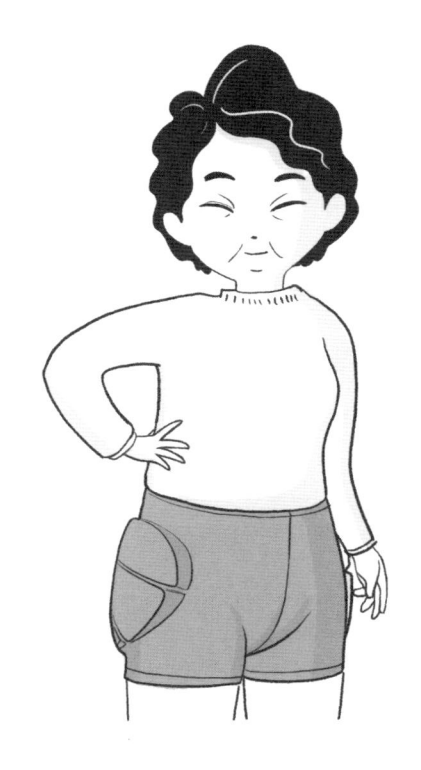

PART 5 打造安全環境！預防跌倒的關鍵提醒

　　髖關節護具是一種用來保護髖部的輔助工具，能夠在老年人跌倒時達到緩衝的作用，降低髖部骨折及其他相關損傷的發生率。

隨身警報器

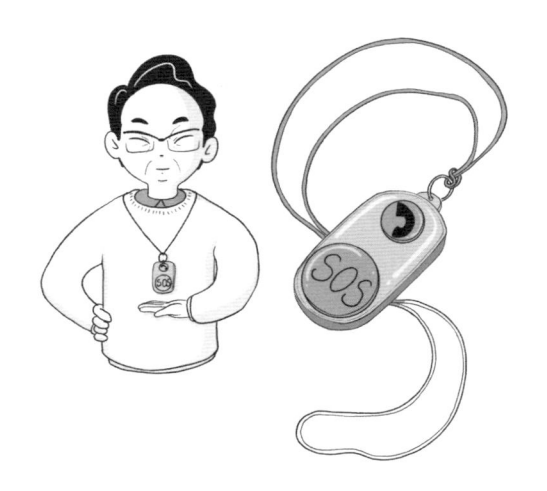

　　超過半數的老年人在跌倒後，雖然當下沒有明顯外傷，卻因無法自行起身、又無人協助，而面臨「長時間躺在地板上」的危險，這可能導致體溫過低等二次傷害。為此，如果隨身攜帶警報器，就能在緊急情況下尋求幫助。

- 將警報器用繩子掛在頸部，或放入口袋等容易摸到的位置。當跌倒時，只需按下按鈕，便能發出警示聲，引起周圍人員或急救單位注意。
- 因為很多長輩都是在家中跌倒，因此也建議在長輩經常活動的房間地板上鋪毯子，有助於保暖，降低因長時間躺地而體溫過低的風險。

05 正確用藥，降低意外跌倒風險

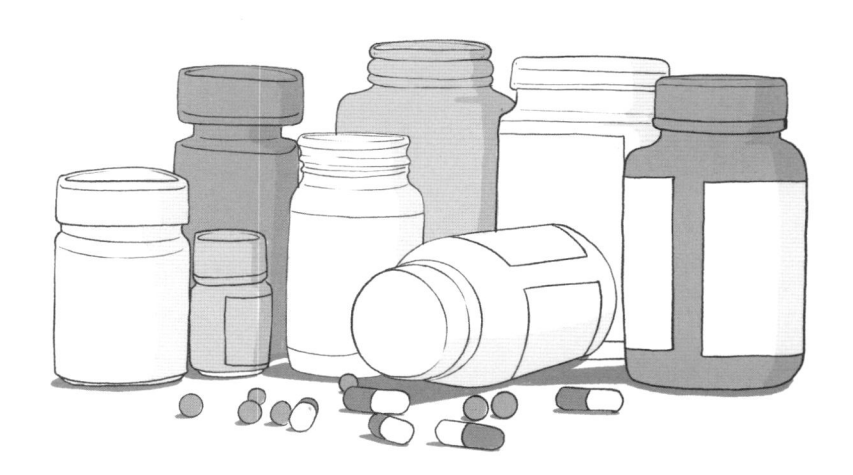

老年人用藥的安全問題需要特別留意，有些可能增加跌倒風險的藥物，雖然很難完全避免，但必須確實遵守服藥限制。特別是精神類的藥物影響很大，絕對不能輕忽。

❶ 聽從醫生的指示服藥

同時服用多種藥物，很有可能增加跌倒的風險。看診開藥前，必須先向醫生說明自己正在服用的藥物，避免重複用藥；服藥時也不要隨意增減藥量。

❷ 瞭解藥物與跌倒的風險

高齡者較常服用的藥物中，有些可能會影響到意識、精神、視覺、步態、平衡等。如果醫生開了新藥，建議主動詢問醫生是否有需注意的副作用，會不會容易跌倒？養成細看用藥說明的習慣，了解藥物的副作用，也要避免自己亂吃藥。

❸ 定期評估服藥狀況

患有慢性疾病的老年人，建議定期請醫生重新評估用藥的合理性，如果可以，選擇不會影響中樞神經系統，以及不會引發低血壓的藥物，並且將用藥劑量降至最低的有效劑量。

❹ 服藥更要小心跌倒

同時服用多種藥物，或使用影響中樞神經系統、心血管系統的藥物後，必須密切留意身體的反應。此外，服用安眠藥後，應立即上床休息，避免再進行其他活動，以降低跌倒或受傷的風險。

06 寬心看待「老化」，保持正向心態

心理狀態其實和跌倒有很大的關係。老年人如果能以正面的態度，看待身體的自然變化，並積極調整心情，對預防跌倒也會有很大的幫助。

❶ 「老化」是每個人的必經之路

隨著年齡增長，體力和反應速度自然會慢慢下降，這是每個人都必經的過程。與其抗拒，不如用平常心接受，並且學著適應。體力變差、需要別人幫忙，都不是丟臉的事，學會順勢而為，才能活得更安心。

❷ 不要因為怕跌倒而減少活動

有些老年人跌倒過一次之後，就會變得特別害怕跌倒，甚至不敢再多走動。但活動量太少，反而會讓身體機能退化的速度越來越快，跌倒的風險自然也就更高，陷入惡性循環。

因此，與其抗拒，或是避而不談「老化」這件事，不如以積極、正向的心態面對。如果害怕跌倒，可以慢慢增加活動量，適度運動、練習平衡，也可以找家人、朋友或專業人員一起討論，找到適合自己的防跌方式，提升自己的能力與信心，逐步消除對跌倒產生的心理陰影。

❸ 保持樂觀正向的心態

快樂的心情是最好的保護力。老年後會更容易陷入沮喪、憂鬱的情緒，因此家人之間更需要多點陪伴，讓生活中多一些笑聲，心情輕鬆，身體也會跟著穩定下來。遇到事情時，避免情緒波動太激烈，不急不躁、慢慢來，就能少一點跌倒的風險，多一點從容與安全。

07 加強健康教育，提高防跌倒的意識

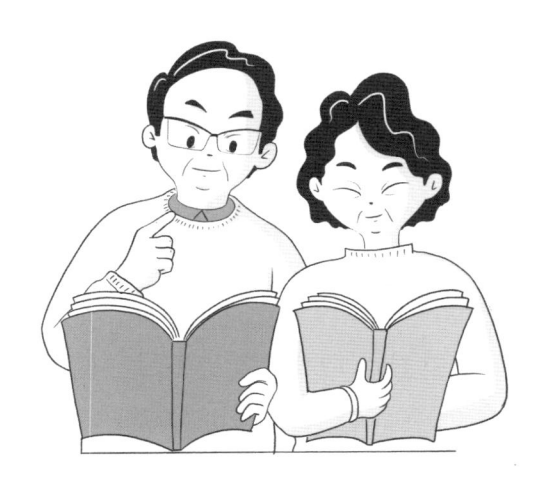

提升防跌意識

　　跌倒雖然可怕，卻可以有效預防。只要腦中具備防跌倒的觀念，就能讓自己活得更安全、自在。特別是曾經跌倒過的老年人，未來再次跌倒的風險更高，應多加小心。

　　就如同前面所談論的，預防跌倒可以從「積極運動」、「健康飲食」、「改善環境」、「培養習慣」、「使用輔具」等各種方面著手。必須先在腦中建立預防跌倒的知識，才能從日常生活中做起，並在危急時刻派上用場。

此外，高齡者還可以透過多種方式，持續學習防跌倒的知識，例如閱讀醫療保健書籍，或是收看、收聽電視、電台的健康節目，讓自己隨時掌握最新、正確的資訊，心裡也會比較安定。

預防跌倒的重要觀念

- 跌倒是老年人最常見的傷害之一，對健康和生活品質都會帶來嚴重影響。
- 老年人跌倒的原因通常跟身體機能、健康狀況、日常行為及生活環境等有關。
- 跌倒可以預防，要提升自己或家中長輩的防跌倒觀念。
- 正確認識並適應衰老變化，主動調整日常行為習慣，有助於降低風險。
- 規律訓練平衡能力、肌力與耐力，可以有效減少跌倒發生的機率。
- 穿著合身的衣物，選擇低跟、防滑、合腳的鞋子，也是預防跌倒的重要細節。
- 正確選擇、使用輔助器具，需要時主動使用手杖，提升行走安全。
- 外出時養成良好的安全出行習慣，隨時留意周遭環境。
- 進行老後家居環境的改造，減少在家中的跌倒風險。

- 預防骨質疏鬆,降低跌倒後出現骨折的可能。
- 遵循醫囑正確用藥,留意藥物副作用可能導致的風險。
- 跌倒後保持冷靜,學習基本自救方法,避免二次傷害。
- 幫助跌倒的老年人時,先判斷傷勢,再提供正確且適當的協助。
- 若身為照護者,需引導老年人避開跌倒風險,打造安全舒適的生活環境。
- 全家人一起關心、支持,讓「預防跌倒」成為生活的一部分。

註:以上資料來自《預防老年人跌倒的健康教育核心資訊》

定期進行體檢

老年人建議每年進行一次健康檢查。針對 65 歲以上的長者，台灣許多地區都提供免費健檢服務（依各縣市規定，檢查項目略有不同）。透過定期檢查，不僅能更清楚了解自己的身體狀況，也有助於及早發現潛在問題，及時治療與調整。

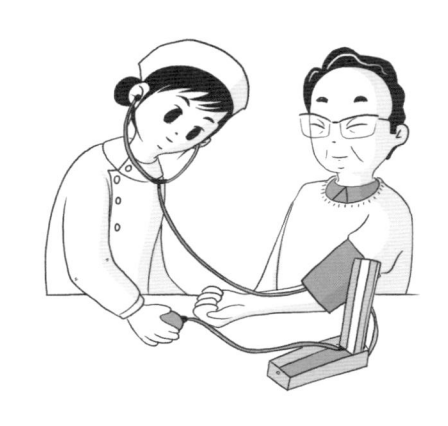

除了身高、體重、腰圍、血壓等基本項目外，也建議進一步檢查身體各項功能，例如視力、聽力、心血管健康、骨密度、血糖、血脂等，這些都是隨著年齡增加較容易出現變化的部分。同時，也建議進行重要器官健康檢測及癌症篩檢，以更全面掌握身體狀況，降低疾病風險。

到醫療院所進行檢康檢查時，留意以下注意事項，會更有助於檢查過程的順暢度與檢驗的正確性。

❶ 體檢前保持空腹

體檢前一天晚上，正常作息、飲食清淡，避免喝酒、咖啡、濃茶。體檢當天早上禁食、少喝水，不運動，心情放鬆前往醫院抽血。

❷ 規律服藥，不可自行停藥

患有慢性病（如高血壓、糖尿病、心血管疾病）的老年人，體檢當天應照常服藥，並可少量飲水，不會影響檢查結果（依照檢測項目而有差異，請事前向醫師確認）。若需做胃鏡、腸鏡，事先諮詢醫師，某些抗凝血藥（如阿司匹林）需暫停，避免增加出血風險。

❸ 穿著方便又安全

體檢當天穿著寬鬆、上下分開的衣服，方便做心電圖、超音波等檢查。避免穿有鋼圈的內衣。外衣最好選擇純棉、無印花款式。不要佩戴金屬飾品（耳環、項鍊、手錶、假牙等），若需做磁共振，身上更不能有任何金屬物品。穿著合腳、防滑、好走的鞋子，預防跌倒。

預防骨質疏鬆

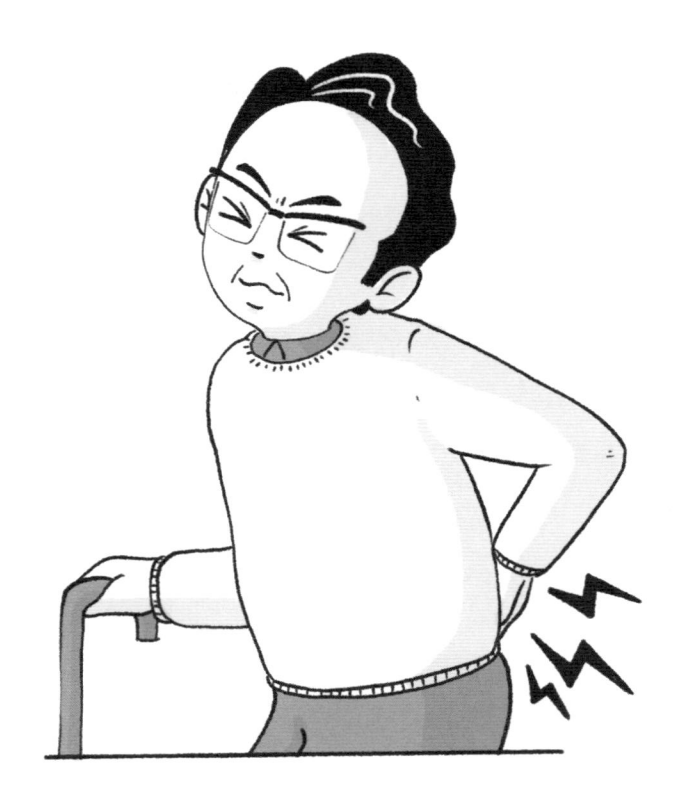

　　骨質疏鬆是老年人常見的全身性骨骼疾病，一旦跌倒，也容易造成骨折。因此，平時就應該多加強預防骨質疏鬆，可以從幾個層面著手：

❶ 均衡飲食

每天三餐吃得營養、均衡，多攝取蛋白質、富含鈣質且低鹽的食物，例如乳製品、豆製品、堅果、蛋類、瘦肉等。若飲食中鈣質攝取不足，可在醫師建議下適當補充鈣劑。

❷ 充足光照

建議老年人每週至少 2 次，選在上午 11 點到下午 3 點之間進行戶外活動，每次曬太陽 15～30 分鐘，盡可能讓皮膚直接曝露在陽光下，幫助體內合成維生素 D，促進鈣吸收。若日照不足，也可考慮補充維生素 D 的保健食品。

❸ 規律運動

若身體狀況允許，可以從原地踏步、平地快走、打太極等活動開始。若行動較不便，也可以選擇較輕鬆的運動，如腿部屈伸、踢腿、手臂伸展等，增加身體活動量，避免久坐不動。

❹ 健康習慣

養成健康的生活習慣，戒菸、禁酒，避免過量攝取咖啡因；用藥方面，也要避免長期服用可能影響骨骼代謝的藥物，建議與醫師討論調整。

> **預防肌少症**

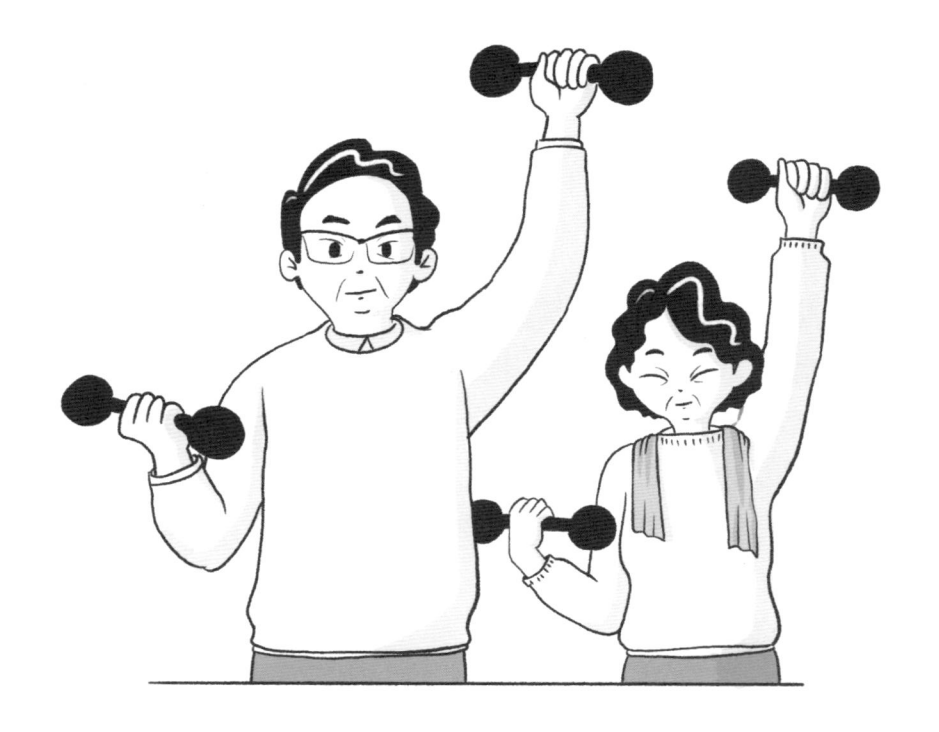

　　肌少症是老年人常見的健康問題，不僅會增加跌倒和失能的風險，嚴重時甚至可能影響生命安全。營養不良是導致肌少症的重要原因之一，也是預防與改善肌少症的關鍵。因此，老年人必須特別注意營養攝取，從飲食和運動雙管齊下，強化肌肉力量，才能降低跌倒風險。

❶ 確保每日攝取熱量充足

肌少症患者每天建議攝取的總熱量，可以用每公斤體重 20～30 大卡計算。若體型偏瘦，可以將目標量增加到 120%，以確保有足夠的能量，支持身體代謝與維持肌肉量。

❷ 攝取充足的優質蛋白質

蛋白質是肌肉生長的基礎材料，人體中所有的蛋白質，都處於不斷合成與分解的動態平衡中。選擇像蛋、奶、肉、魚、大豆製品這些優質蛋白質，能幫助肌肉更好地維持和修復。

一般成人每天需要的蛋白質，大致可以按照自己的體重來抓，每公斤大約 1.1 公克；70 歲以上的人，則建議抓到 1.2 公克；如果已經有肌少症，蛋白質的量還要再提高一些，大約是每公斤 1.2 到 1.5 公克。

❸ 堅持運動

單靠補充蛋白質，肌肉合成的效果有限，必須搭配運動才能持續刺激與維持肌肉量。建議以抗阻訓練為主，例如使用啞鈴、彈力帶訓練，或在日常中多做推、拉、舉、壓等動作。每週至少安排 3 天的肌力運動，有助於提升肌肉力量與穩定性。

預防老年衰弱

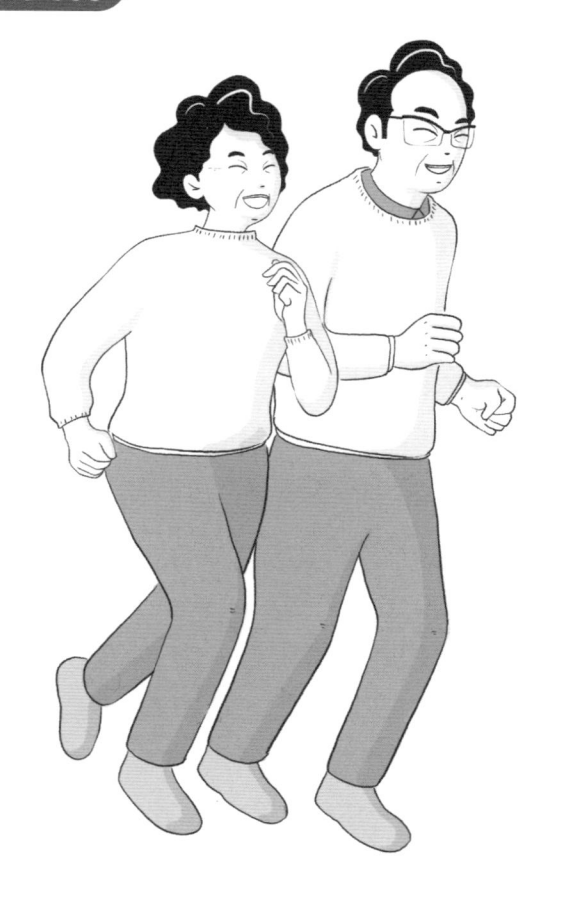

「老年衰弱症」不是疾病,卻是一種危險的健康狀態,可能會引發失能、譫妄(突發性的認知障礙)、跌倒或甚至死亡,因此需要及早預防。研究顯示,65 歲以上的老年人中,約有 11%～14.9% 有衰弱情形,而在 80 歲以上的長者中,比例更高達 20%～40%。

❶ 適量、規律運動

抗阻訓練和有氧運動是防治衰弱的重要方法。抗阻訓練包括舉啞鈴、提拉重物等；有氧運動則像慢跑、游泳、太極拳等，能提升心肺功能、增強身體耐力，並改善骨骼肌、內分泌、免疫和心血管系統的健康。建議每週運動 3 次，每次 45～60 分鐘，養成規律運動的習慣。

❷ 均衡攝取營養

營養良好有助於維持體重、提高抗病能力、減少併發症。特別是適量補充蛋白質，能幫助增加肌肉量、改善肌力，對抗衰弱更有幫助。

❸ 保持積極樂觀的心態

生活中保持信心，培養廣泛的興趣愛好，遠離煩惱，學會調適情緒，保持心情開朗。與家人、鄰居或朋友保持交流，良好的人際互動也是提升心理健康、預防衰弱的重要一環。

❹ 穩定控制慢性病

高血壓、糖尿病、心血管疾病、惡性腫瘤等慢性病，都可能成為引發衰弱的潛在因素。透過規律追蹤與妥善治療，有效控制慢性病，是防止衰弱發生的重要基礎。

及早預防和治療疾病

許多疾病都是引起老年人跌倒的重要原因。因此，保持健康的身體、積極預防疾病，對防止跌倒有著關鍵性的作用。

老年人常見的許多疾病，都可能增加跌倒的風險，特別是帕金森氏症、腦中風、冠心病、阿茲海默症、骨關節疾病，以及視力或聽力功能障礙等。

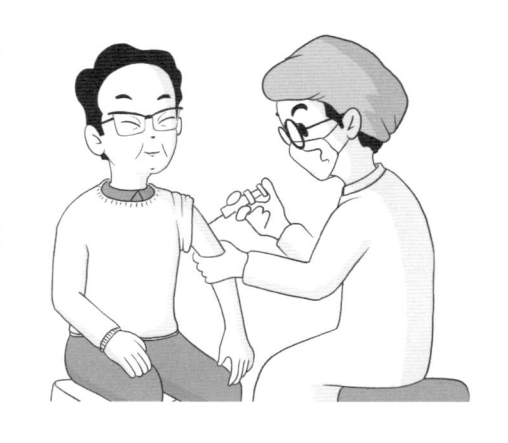

如果發現身體出現異常，不要輕忽或隱瞞，建議及早就醫。相較於僅有單一慢性病的高齡者，同時患有多種慢性病的人（如心腦血管疾病、神經系統疾病、骨關節疾病、肌少症及視聽障礙），跌倒風險更高，更需要積極控制疾病、減少危險因子。

此外，若不慎跌倒，無論有無受傷，都應主動告知家人或醫護人員，並在專業協助下進行全面檢查，以確保跌倒不是由潛藏疾病引起，及早對症處理。

PART 6

跌倒了怎麼辦？
減少傷害的對應措施

跌倒後首先要保持冷靜，緩慢活動各部位，
觀察有無明顯受傷或疼痛，並判斷是否還能站起來。
如果沒有受傷或只有輕微擦傷，
可以自己慢慢站起來，或請在場的人協助扶起。
若感覺受傷嚴重、懷疑骨折，必須第一時間尋求他人幫助，
並立即撥打 110，由專業救護人員到場協助處理。
無論傷勢如何，都建議前往醫院進一步檢查，
找出跌倒背後的危險因素，評估跌倒風險，
並制定相應的預防措施，避免再次跌倒。

掃 QR code 聽書

01 跌倒後安全起身的方法

如果不小心跌倒了,請不要驚慌,保持冷靜,仔細感受自己的狀況。先確認自己是否受傷、傷勢是否嚴重,並評估是否還有能力自行站起來。如果能嘗試起身,先找個地方休息一下,恢復體力後再行動。

① 背部著地時,先彎曲雙腿,慢慢挪動臀部,移動到有毯子或墊子的椅子或床邊,盡量讓自己平躺,蓋上毯子保持體溫。如身體條件允許,可尋求他人協助。

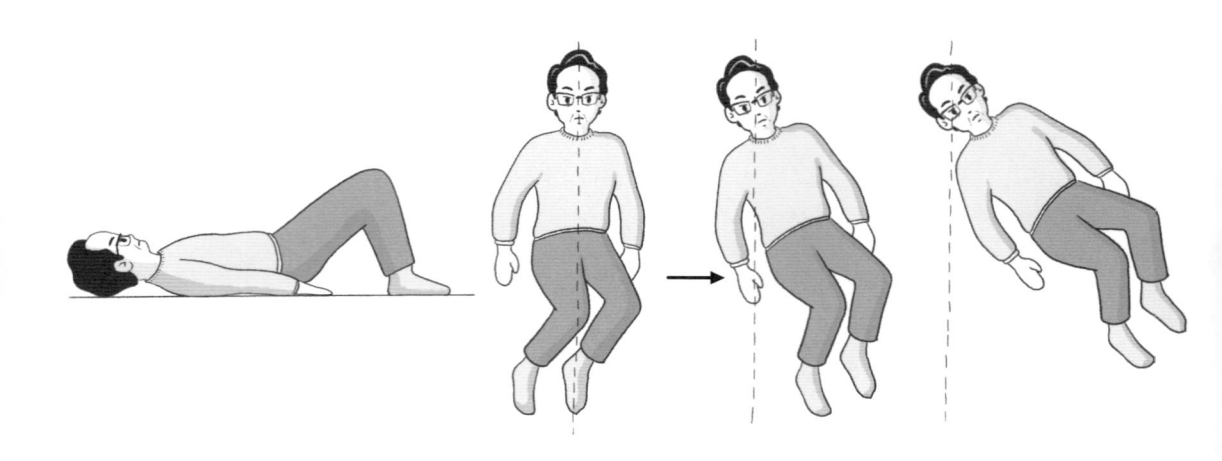

❷ 休息片刻，等體力恢復後，將身體朝向椅子或床邊的方向，接著翻轉過來，從仰躺變成俯臥的姿勢。

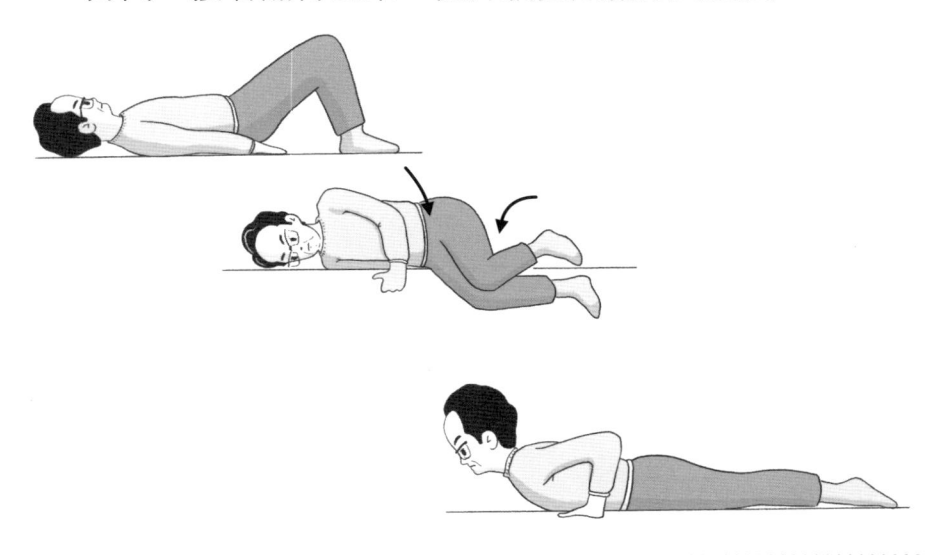

❸ 雙手撐地，抬起臀部，同時彎曲膝關節，為起身做好準備。

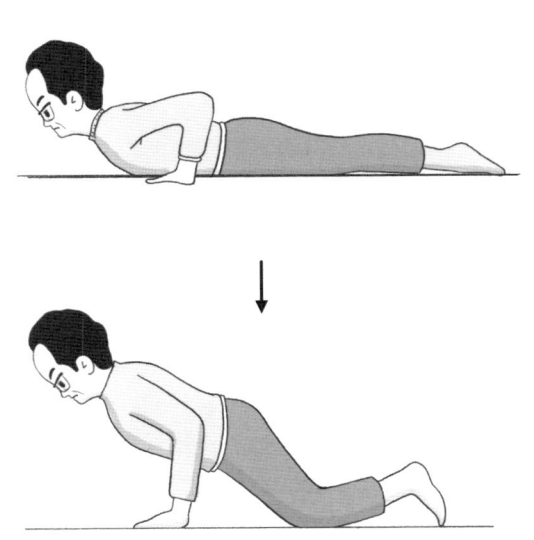

④ 以椅子或床當支撐，慢慢站起來，避免用力過猛。

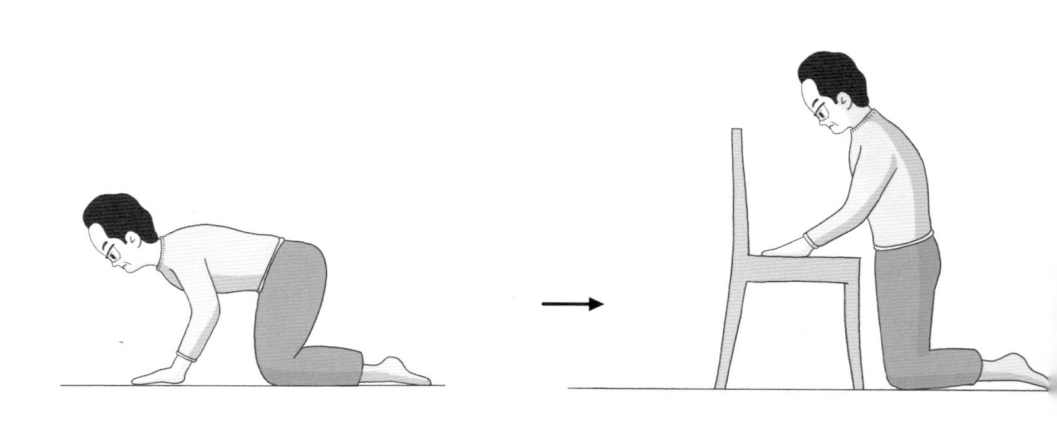

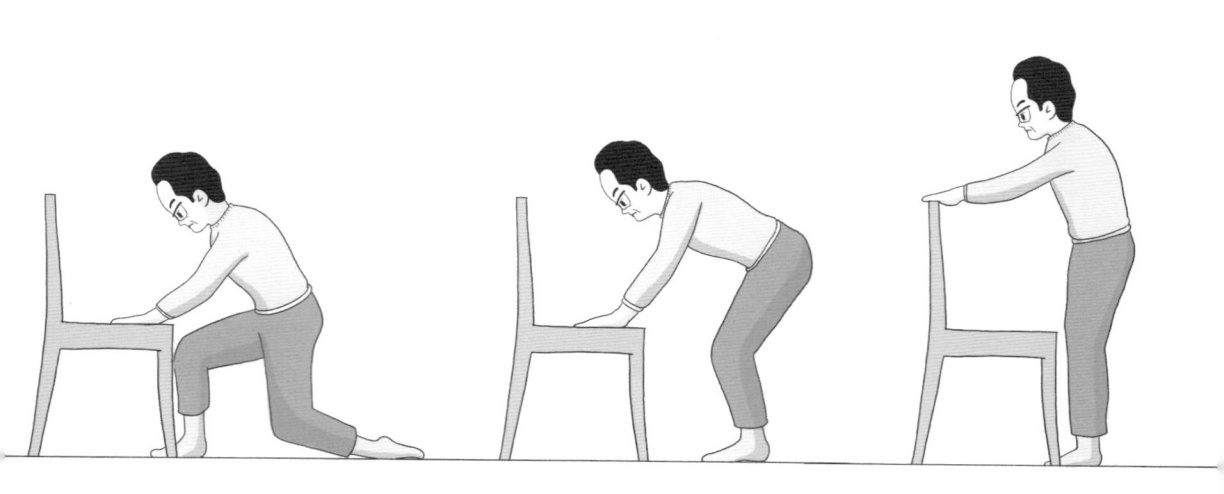

⑤ 再次休息，等恢復體力後，打電話尋求幫助，告知對方或醫護人員自己跌倒。

02 跌倒後無法起身，怎麼辦？

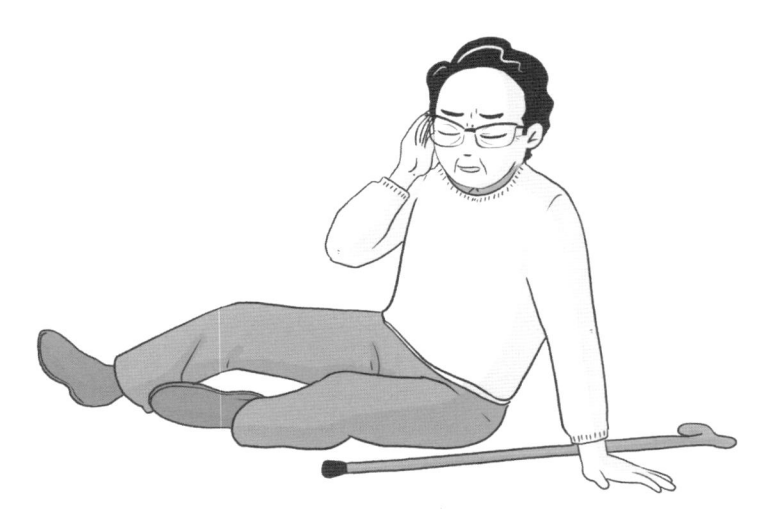

　　如果嘗試後發現自己無法站起來，或勉強站立有危險，或者感覺自己有嚴重受傷（如骨折、劇烈疼痛），這時千萬不要逞強，避免讓傷勢惡化。

　　可以透過打電話、大聲呼救、敲打房門、吹哨子，或按下警報器等方式，聯繫家人、鄰居或路人尋求協助。情況嚴重時，以手機或電話直接撥打 110，請求救護人員協助送醫。在等待家人或救護人員到來之前，建議選擇一個舒適的姿勢平躺，蓋上衣物或毯子保暖，保持體溫，耐心等待救援到來。

03 遇到高齡長輩跌倒，應該怎麼辦？

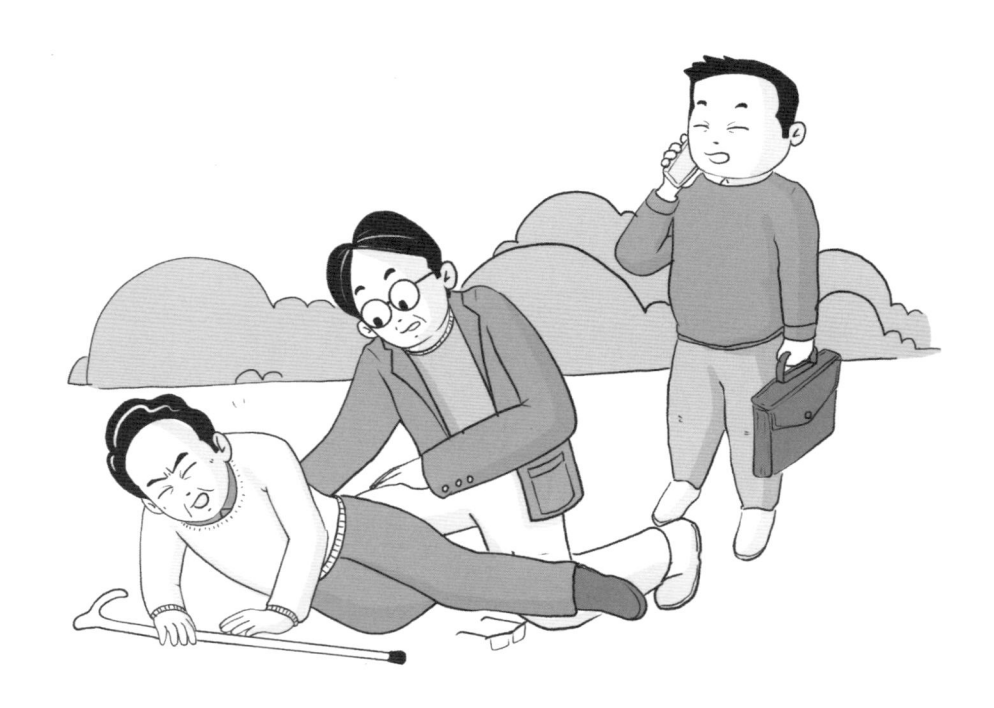

　　如果不是專業救護人員，發現跌倒的老年人時，可以怎麼做？第一時間不要先急著扶起對方，以免造成頸椎或肢體損傷等二次傷害。首先，應先觀察老年人的意識狀態和受傷情形。如果意識清楚，可以依下列步驟處理：

- **詢問跌倒情況**

詢問對方是否記得跌倒的過程。若無法回憶，可能是暈厥或腦血管意外，應立即護送就醫或撥打急救電話。

- **觀察是否有腦中風徵兆**

留意是否出現劇烈頭痛、口角歪斜、言語不清、手腳無力等情況。若有，不可隨意扶起，立即撥打急救電話求助。

- **處理明顯外傷或出血**

若發現有外傷或流血，應立即進行止血與包紮，並送醫進一步治療。

- **檢查有無骨折跡象**

注意是否有肢體疼痛、變形、關節異常或異位。如懷疑骨折，切勿自行搬動，應立即求助專業急救人員。

- **注意腰椎損傷徵兆**

若有腰痛、背痛、下肢無力或大小便失禁等症狀，也應避免移動，並立即撥打急救電話。

- **協助老年人自行站起**

如果老年人能自己嘗試站起，可在旁協助其緩慢起立，並讓其坐下或平躺休息，確認無大礙後再離開。

- **必要時搬動**

如需搬動，應確保動作平穩，並儘量保持平臥休息姿勢。

如果發現對方的意識不清楚，處理方式如下：

① 立即撥打急救電話，並採取相應急救措施。

② 如有外傷或出血，立即進行止血與包紮。

③ 如有嘔吐，將頭部偏向一側，清理口鼻，保持呼吸道暢通。

④ 如有抽搐，將患者移至平坦柔軟處，或在對方身下墊軟物，防止碰撞受傷。可在牙齒間墊入硬物防止咬傷舌頭，但不可強行拉直抽搐的肢體。

⑤ 如呼吸或心跳停止，應立即施行胸外心臟按壓及人工呼吸。

在等待專業人員到來之前，確保對方的姿勢平穩，儘量平躺休息。不論傷勢輕重，所有跌倒的老年人，都應在家人或專人陪同下前往醫院，進行全面檢查，找出跌倒的潛在原因，評估風險，並制定後續防治措施，降低再次跌倒的可能性。

04 跌倒後受傷的緊急處理方法

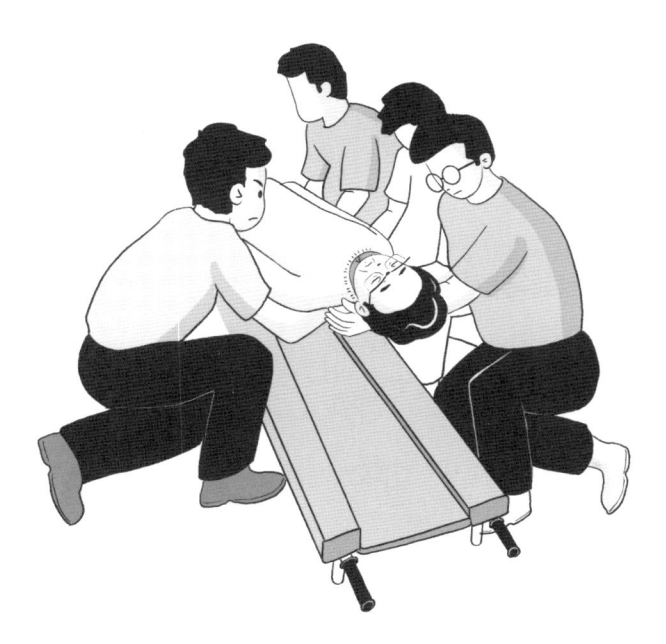

PART 6 跌倒了怎麼辦?減少傷害的對應措施

表皮外傷的處理

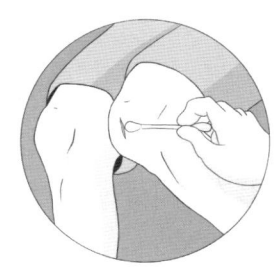

清創與消毒

使用生理食鹽水清理傷口,然後以優碘消毒止血。

139

止血與消炎

根據流血的情況，採取不同止血方式：

1. 微細血管破裂：貼上 OK 繃，即可止血與消炎。
2. 靜脈破裂：血液自皮膚流出，需用消毒紗布包紮，並適量服用消炎藥。
3. 動脈破裂：血液呈噴射狀噴出，必須立即加壓包紮，並迅速送醫。

扭傷與肌肉拉傷的處理

受傷後應立即讓患部休息，可採用冷敷減輕腫脹與疼痛，同時用繃帶加以固定，避免進一步受傷。

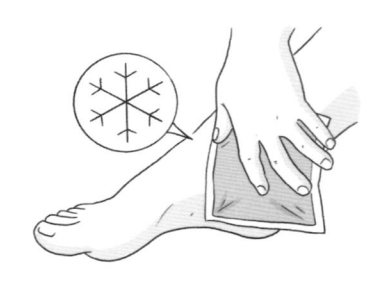

骨折的處理

骨折常伴隨疼痛、腫脹、畸形與功能障礙，若骨折端刺破大血管，可能引起大量出血。避免隨意移動受傷處，若有流血先止血，再使用夾板或其他硬物固定，保持傷處穩定，防止移動時骨折端再次損傷血管或神經。

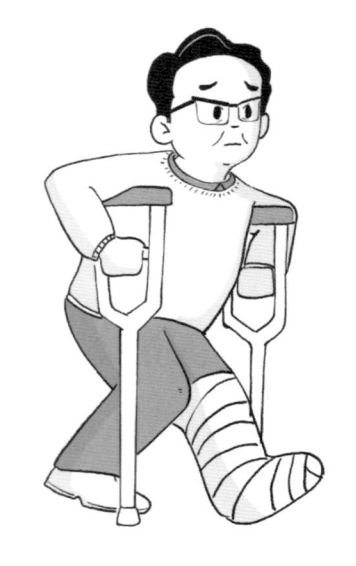

頸椎損傷的處理

頸椎損傷是跌倒後最危險的傷害之一，常因頭部著地造成脫臼、骨折，並可能伴隨脊髓損傷或四肢癱瘓。

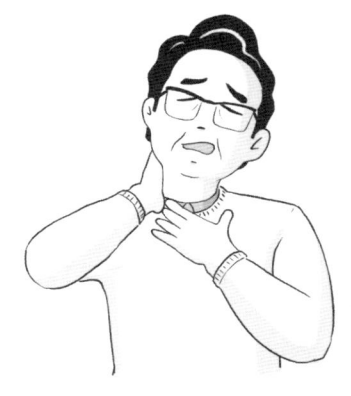

在現場必須立即通知急救中心，讓對方原地平躺，或躺在硬質木板上，兩側放沙袋或衣物固定頸部，使頸椎與胸椎保持自然對齊，避免過度彎曲、伸展或旋轉。

腦部創傷的處理

較輕的腦部受傷，例如腦震盪，可能出現 30 分鐘以內的短暫昏迷、輕微頭痛或頭暈；但若伴隨顱骨骨折，可能導致腦出血與長時間昏迷。

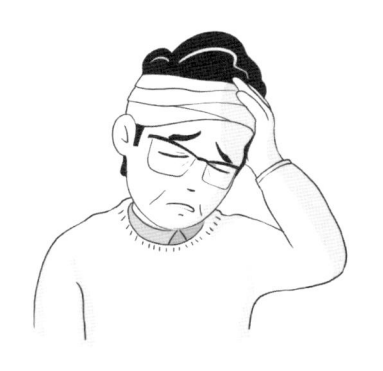

如果頭部受到撞擊或外力打擊，可能造成頭骨（顱骨）或腦部損傷，這種情況非常危急，必須分秒必爭，立即叫救護車。等待急救人員的過程中，讓對方安靜平躺，不做不必要的移動，並保持呼吸道暢通。

05 跌倒傷癒後，如何安全恢復活動能力

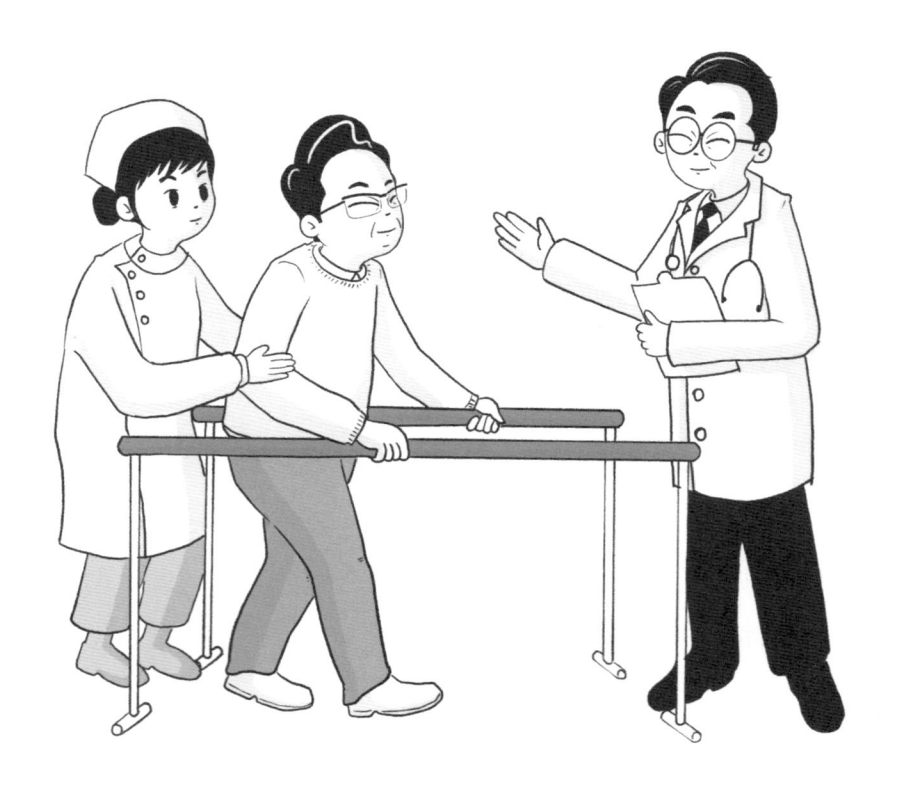

　　高齡長輩跌倒後，若發生骨折或關節損傷，受傷的地方在一段時間內會暫時失去部分功能。隨著傷勢逐漸痊癒，才能開始在醫護人員的指導下，透過復健，循序漸進恢復功能。

受傷後 1～2 週內

進行傷處肌肉的輕微收縮與舒張運動，促進血液循環，幫助消腫，防止肌肉萎縮與關節僵硬。

受傷後 2 週左右

當腫脹明顯減輕、局部疼痛逐漸緩解時，在醫護人員的指導下，開始進行上下關節的活動練習。動作要緩慢，活動範圍由小逐步擴大，避免用力過猛。

康復後期

著重加強受傷部位的復健，幫助各關節逐步恢復至正常的活動範圍與功能。

台灣廣廈 國際出版集團
Taiwan Mansion International Group

國家圖書館出版品預行編目（CIP）資料

高齡長輩的抗衰防跌全書【大字版×全圖解×有聲書】：這樣做，爸媽不跌倒！從增肌飲食運動到居家環境安全，高齡醫學專家給你的自主健康關鍵提醒 / 于普林、王淑君作. -- 初版. -- 新北市：蘋果屋出版社有限公司, 2025.06
144面；17×23公分
ISBN 978-626-7424-54-4（平裝）
1.CST: 老年醫學 2.CST: 中老年人保健

417.7　　　　　　　　　　　　　　　　　　114002438

蘋果屋 APPLE HOUSE

高齡長輩的抗衰防跌全書【大字版×全圖解×有聲書】
這樣做，爸媽不跌倒！從增肌飲食運動到居家環境安全，高齡醫學專家給你的自主健康關鍵提醒

作　　　者／于普林、王淑君	總 編 輯／蔡沐晨・協力編輯／許秀妃、孫彩婷
協 力 團 隊／周白瑜、劉尚昕、辛美哲	封 面 設 計／何偉凱・內頁排版／菩薩蠻數位文化有限公司
	製版・印刷・裝訂／東豪・弼聖・紘億・秉成

行企研發中心總監／陳冠蒨　　　　　　線上學習中心總監／陳冠蒨
媒體公關組／陳柔彣　　　　　　　　　企製開發組／張哲剛
綜合業務組／何欣穎

發　行　人／江媛珍
法 律 顧 問／第一國際法律事務所 余淑杏律師・北辰著作權事務所 蕭雄淋律師
出　　　版／蘋果屋
發　　　行／蘋果屋出版社有限公司
　　　　　　地址：新北市235中和區中山路二段359巷7號2樓
　　　　　　電話：（886）2-2225-5777・傳真：（886）2-2225-8052

代理印務・全球總經銷／知遠文化事業有限公司
　　　　　　地址：新北市222深坑區北深路三段155巷25號5樓
　　　　　　電話：（886）2-2664-8800・傳真：（886）2-2664-8801
郵 政 劃 撥／劃撥帳號：18836722
　　　　　　劃撥戶名：知遠文化事業有限公司（※單次購書金額未達1000元，請另付70元郵資。）

■出版日期：2025年06月　　　　ISBN：978-626-7424-54-4
　　　　　　　　　　　　　　　版權所有，未經同意不得重製、轉載、翻印。

本書中文繁體版由四川一覽文化傳播廣告有限公司代理，經中國輕工業出版社有限公司授權出版。